漫话
结构性心脏病

主　审　张宏家　蔡　军　马长生

主　编　宋光远　姜正明

副主编　阴赪茜　吴文辉　刘新民

编　者（按姓氏笔画排序）

卢志南　刘　然　刘新民

闫云峰　李　扬　李　强

杨一桢　张小嫚　苑　飞

罗太阳　科雨彤　姚　晶

郭旭男　席子惟　浦俊丹

常三帅

作　图　丁海龙

人民卫生出版社
·北京·

图书在版编目（CIP）数据

漫话结构性心脏病 / 宋光远，姜正明主编． -- 北京：
人民卫生出版社，2024．6． -- ISBN 978-7-117-36512-3

Ⅰ．R541

中国国家版本馆 CIP 数据核字第 2024100W5X 号

人卫智网	www.ipmph.com	医学教育、学术、考试、健康， 购书智慧智能综合服务平台
人卫官网	www.pmph.com	人卫官方资讯发布平台

漫话结构性心脏病
Manhua Jiegouxing Xinzangbing

主　　编：宋光远　姜正明
出版发行：人民卫生出版社（中继线 010-59780011）
地　　址：北京市朝阳区潘家园南里 19 号
邮　　编：100021
E - mail：pmph @ pmph.com
购书热线：010-59787592　010-59787584　010-65264830
印　　刷：北京顶佳世纪印刷有限公司
经　　销：新华书店
开　　本：787 × 1092　1/32　　印张：6.5
字　　数：140 千字
版　　次：2024 年 6 月第 1 版
印　　次：2024 年 7 月第 1 次印刷
标准书号：ISBN 978-7-117-36512-3
定　　价：59.00 元
打击盗版举报电话：010-59787491　E-mail：WQ @ pmph.com
质量问题联系电话：010-59787234　E-mail：zhiliang @ pmph.com
数字融合服务电话：4001118166　E-mail：zengzhi @ pmph.com

前　言

随着我国老龄化的发展以及平均寿命的延长，结构性心脏病的发生率逐年增加，同时结构性心脏病的介入治疗应运而生，发展也日新月异，能满足人民群众特别是老年患者微创治疗疾病的意愿；但结构性心脏病是全新的领域，其独特的诊疗方式，良好的治疗效果尚不能在医疗界中广为人知，广大患者朋友和其亲属更无从得知；本书以漫画方式体现结构性心脏病的范畴、每种疾病的病因、临床表现，通俗易懂地解释了临床表现的原因、疾病后果、诊疗方法，以及出院后自我管理的方法，特别是结合大量工作 15 年以上临床一线医生的交流经验视角，以非医学背景人士对医学的认识特点，通俗易懂地展示了结构性心脏病领域最前沿、最实用的诊疗方法；以最简单通俗的语言和形象的漫画向广大人民群众普及结构性心脏病的疾病原理、诊断和治疗方法，让患者对结构性心脏病有直观和比较清晰的认识，在治疗方案的选择上不再是一无所知，在接受治疗的过程中减轻焦虑和恐惧。

笔者写作此书的原因是临床上发现大部分患者对结构性心脏病完全不了解，交流较困难，接受先进治疗方式较困难；于是组织了大量结构性心脏病领域的资深专家，收集在临床一线遇到的沟通问题，同时收集大量患者及家属的意见，仔细了解他们关切的问题，同时研究结构性心脏病领域科普现状，了解人民群众接受到的知识，力求与读者已知的知识"接轨"，确定了本书的内容；为了非医学背景的广大读者能理解复杂的医学知识，医学专家和漫画作者每一个细节都充分讨论，并将书稿广泛征求患者家属及无医学背景的人士审阅，以求读者能看懂，完成了主要内容的书写。

因时间仓促，没有征得更广泛的读者反馈意见，同时限于写作组的水平，本书还存在很多不足，望广大读者提出宝贵意见，以便改进。

宋光远　姜正明

2024 年 5 月 16 日

目　录

目　录

第三章

二尖瓣

目 录

第六章

卵圆孔未闭

目 录

第九章

动脉导管未闭

第十章

左心耳

目 录

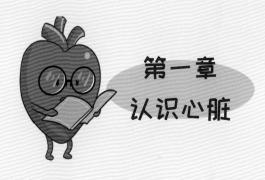

第一章

认识心脏

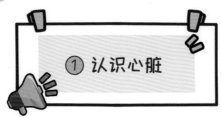

① 认识心脏

- 心脏的主要功能是为血液流动提供动力，把血液运输至身体各个部位及组织。
- 人类的心脏位于胸腔中部偏左下方，体积约相当于本人的一个拳头大小，中等体型人心脏重量约 250g。
- 人的心脏外形像桃子，位于横膈之上，两肺间而偏左。

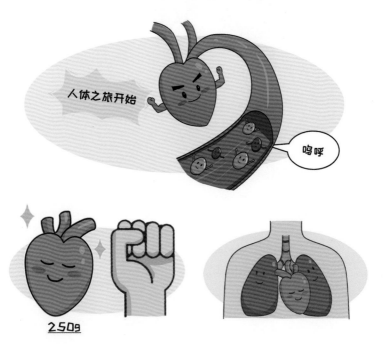

人体之旅开始

呜呼

250g

② 心脏的作用

　　心脏是人体最大动静脉起始处的一个"泵"，左心将动脉血"泵"向器官、组织，输送营养物质，带走代谢废物，转变为静脉血；右心将静脉血"泵"入肺部，进行血氧交换转化为动脉血。如此循环往复。

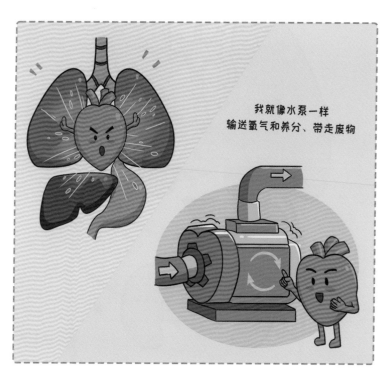

③ 心脏的
血流顺序

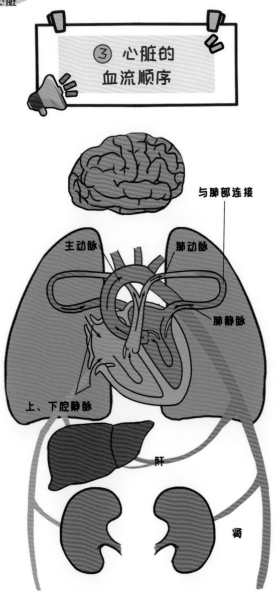

与肺部连接

主动脉

肺动脉

肺静脉

上、下腔静脉

肝

肾

④ 什么是结构性
心脏病？

　　心脏的结构，等同于两室两厅房屋的框架。先天性缺陷或者后天疾病导致的结构损害，都属于结构性心脏病的范围。

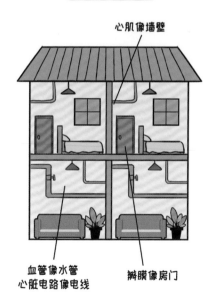

心脏的构造像
两室两厅的房屋

心肌像墙壁

血管像水管
心脏电路像电线

瓣膜像房门

（心脏的不同部位出了问题就会带来相应的疾病）

⑤ 结构性
心脏病的范畴

心脏病种类	病变部位
冠心病	冠状动脉
心律失常	心脏传导系统
心肌病	心肌
心脏瓣膜病	结构性心脏病
先天性心脏病	结构性心脏病
心包疾病	心包
心脏肿瘤	肿瘤

结构性心脏病
具体疾病

- 心脏瓣膜病：主动脉瓣狭窄、主动脉瓣关闭不全、肺动脉瓣狭窄、肺动脉瓣关闭不全、二尖瓣狭窄、二尖瓣关闭不全、三尖瓣狭窄、三尖瓣关闭不全。

- 先天性心脏病：房间隔缺损、卵圆孔未闭、室间隔缺损、动脉导管未闭、冠状动脉瘘等。

- 左心耳血栓：心房颤动导致的心脏血栓风险增加。

- 疾病或医源性结构异常：室间隔穿孔、室壁瘤、医源性房间隔缺损、瓣周漏等。

哪些是结构性心脏病呢？

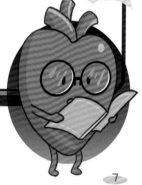

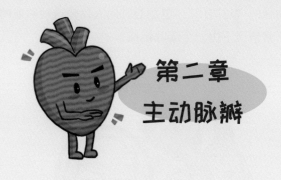

第二章

主动脉瓣

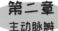

① 什么是
主动脉瓣?

主动脉瓣是心脏左心室和主动脉之间的一道"门",是人体所有动脉的"总阀门",也是心脏向人体输送动脉血的唯一出口,正常情况下由三个瓣叶组成。

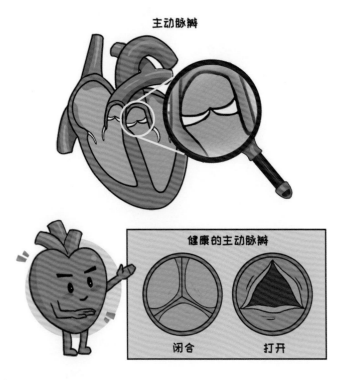

主动脉瓣

健康的主动脉瓣

闭合　　　　打开

② 主动脉瓣的
作用

　　主动脉瓣起阀门作用。左心室收缩，主动脉瓣开放，富含营养物质的血液"泵"入主动脉，分配至全身；左心室舒张，主动脉瓣关闭，阻止主动脉血反流回左心室，保证血液持续单向流动。

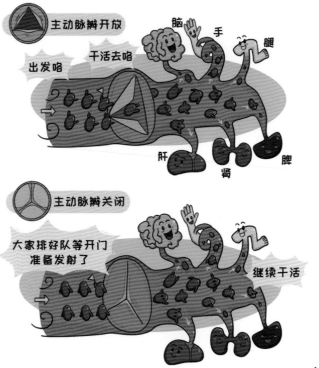

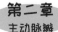
③ 什么是主动
脉瓣狭窄？

当左心室收缩时，主动脉瓣不能完全打开，导致血液泵入主动脉受阻，心脏需要克服更多阻力，同时泵入主动脉的血液减少。

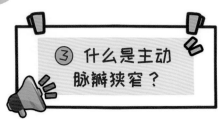

健康的主动脉瓣　　　狭窄的主动脉瓣

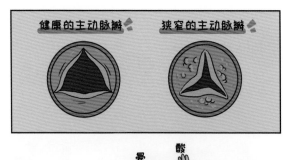

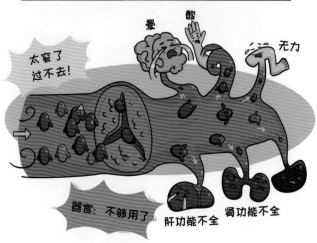

晕

酸

无力

太窄了
过不去!

器官: 不够用了

肝功能不全　　　肾功能不全

④ 主动脉瓣
狭窄的病因

(1) 主动脉瓣退行性变
（老年人最常见原因）

(2) 先天性畸形

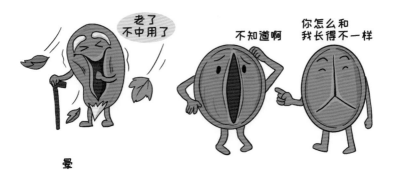

(3) 炎症（风湿常见）

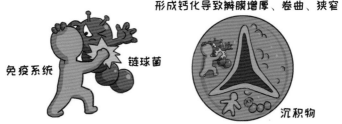

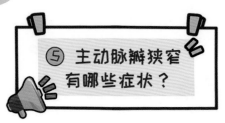
⑤ 主动脉瓣狭窄有哪些症状？

(1) 心脏泵血能力下降，肺淤血

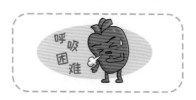

(2) 心脏输出减少，甚至停止

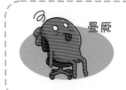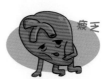

(3) 心脏输出阻力增加，奋力工作而导致

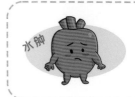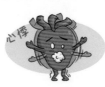

6 主动脉瓣
狭窄的预后

　　主动脉瓣狭窄是一种进行性疾病，随着时间推移，瓣膜受损程度越来越重，瓣膜开口面积变得越来越小，心脏的损害也越来越重，这意味着病情逐渐恶化，生活质量下降，严重可危及患者的生命。不接受主动脉瓣置换的患者，2 年的平均病死率高达 50%。

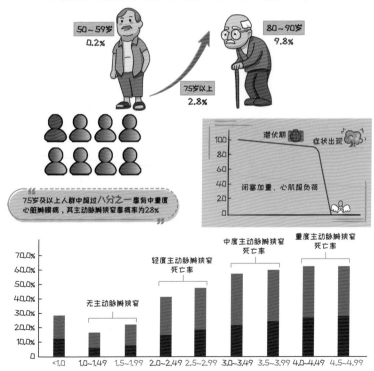

⑦ 主动脉瓣狭窄如何诊断？
需要做哪些检查？

　　主动脉瓣狭窄不仅需要明确诊断是否有主动脉瓣狭窄，还应该了解患者的全身状况、心脏损伤情况，更重要的是精确掌握主动脉瓣及其周围结构的解剖，为制定治疗方案做准备。

（1）详细的病史询问及
基本体检

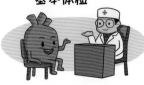

（2）仔细听诊心脏杂音

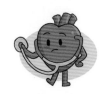

（3）相关血液化验指标

（4）经胸超声心动图检查

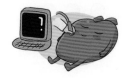

（5）心脏和大血管 CT
进一步检查

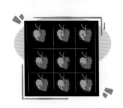

（6）必要时需要心脏大血
管磁共振成像补充

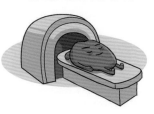

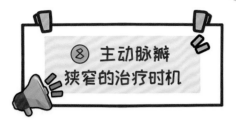

⑧ 主动脉瓣
狭窄的治疗时机

> (1) 有症状的主动脉瓣重度狭窄，均应及时治疗。
> (2) 无症状的主动脉瓣重度狭窄，符合下列情况之一者均应及时手术。
> ● 左室射血分数（LVEF）降低到小于 50%。
> ● 运动诱发症状或者异常，如运动后低血压。
> ● 快速进展的主动脉瓣重度狭窄，如残余瓣口面积快速减少，跨瓣压差快速升高。
> ● 同时需要做其他心脏外科手术。

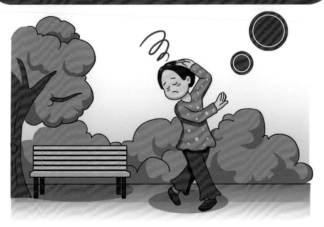

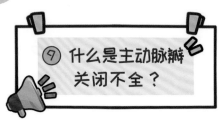

⑨ 什么是主动脉瓣
关闭不全？

当心脏舒张时，主动脉瓣关闭不严，留下缝隙，部分泵向主动脉的血液通过缝隙反流回左心室，降低了心脏的工作效率，增加了心脏负担。

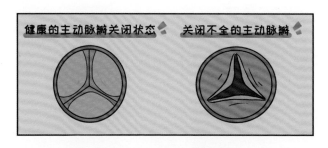

健康的主动脉瓣关闭状态　　关闭不全的主动脉瓣

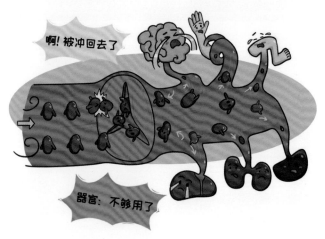

啊！被冲回去了

器官：不够用了

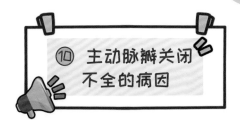

⑩ 主动脉瓣关闭
不全的病因

（1）**急性主动脉瓣关闭不全**：感染导致的瓣叶穿孔、损毁；外伤或医源性瓣叶损害。

（2）**慢性主动脉瓣关闭不全**：分为瓣叶本身的病变和主动脉窦扩张。

① 马方综合征等纤维发育不良，导致主动脉窦及主动脉扩张

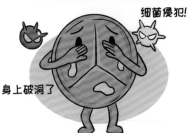

细菌侵犯！

身上破洞了

② 风湿性疾病损害瓣膜导致瓣叶硬化、僵硬而关闭不全

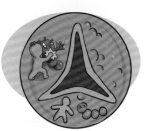

③ 老年性主动脉瓣瓣叶老化、僵硬

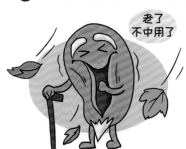

老了
不中用了

④ 原发性高血压导致主动脉及主动脉窦扩张

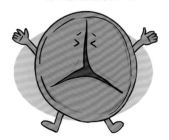

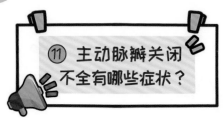

⑪ 主动脉瓣关闭
不全有哪些症状？

主动脉瓣关闭不全的症状出现较晚，即使是重度主动脉瓣关闭不全，也很有可能多年没有明显症状，但心脏的损害是持续发生的，待出现严重症状时，往往心脏损害已经非常严重了，患者往往因以下情况发现自己主动脉瓣关闭不全。

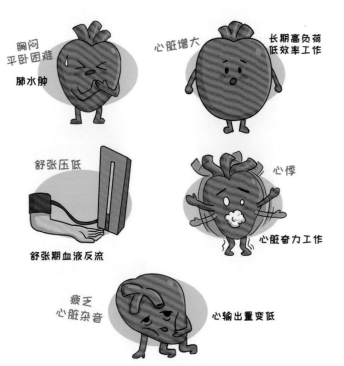

胸闷
平卧困难
肺水肿

心脏增大
长期高负荷
低效率工作

舒张压低
舒张期血液反流

心悸
心脏奋力工作

疲乏
心脏杂音
心输出量变低

⑫ 主动脉瓣关闭
不全的预后

主动脉瓣关闭不全和主动脉瓣狭窄不同的是，心脏对主动脉瓣关闭不全的代偿能力很强，可以长期无症状，但心脏也在悄悄地消耗自己的代偿能力，一旦出现症状，会很快地发展为失代偿的心力衰竭，约 70% 患者在 3 年内死亡。

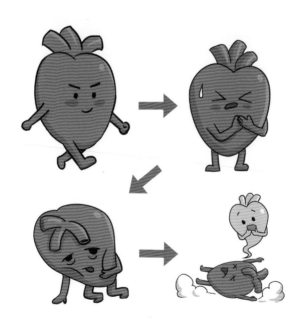

⑬ 主动脉瓣狭窄和关闭不全如何治疗？

✓ 轻中度主动脉瓣狭窄：主要是随访其发展速度和对心脏的损害程度，以便及时干预；治疗上以药物治疗为主，目的是延缓发展。

 药物治疗为主，目的是延缓发展

 能改善预后的药物（正在研究中）

✓ 重度主动脉瓣狭窄：药物治疗不能改善预后，药物治疗目的是争取手术机会和为手术做准备，其手术方法有外科开胸手术（外科生物瓣置换）和经导管微创手术（介入生物瓣置换）。

手术方式	麻醉方式	平均手术时间	开胸	心脏停搏	体外循环	平均住院时间	平均ICU时间	术后恢复正常生活时间
外科生物瓣置换	超低温全身麻醉	2~3小时	需要	需要	需要	10~15天	3天	3~6个月
介入生物瓣置换	局部麻醉	1.5小时	不需要	不需要	不需要	5~7天	不需要	1周

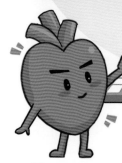

⑭ **外科手术过程**

外科

切开胸骨　　　　　　　　心脏停跳→体外循环
　　　　　　　　　　　　　　　↓
　　　　人工瓣膜　　　切开心脏升主动脉，更换瓣膜

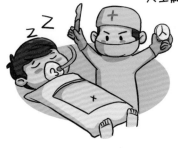 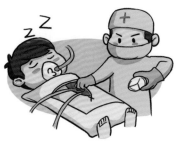

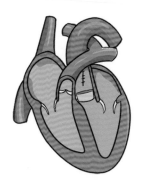 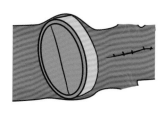

⑮ 介入手术过程

介入

CT 扫描
软件测量
术前评估

插入导管

腿部做一个小切口，从切口处插入导管鞘进行手术

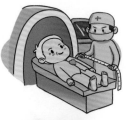 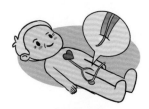

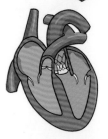 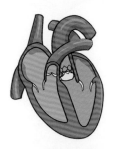

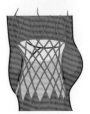 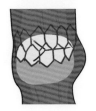

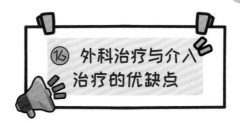

⑯ 外科治疗与介入治疗的优缺点

外科治疗

优点

技术成熟，费用低，机械瓣膜寿命长

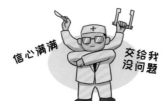

信心满满　交给我没问题

缺点

创伤大，恢复慢，需要体外循环，瓣膜术后维护复杂

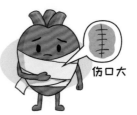

伤口大

介入治疗

优点

创伤小，年老体弱患者耐受性好，术后压差小，术后易维护

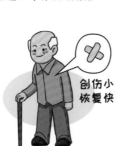

创伤小恢复快

缺点

费用相对高，瓣膜可用 10~20 年，目前不适合年轻人手术

耐久度　　费用高

⑰ 主动脉瓣治疗后注意事项

(1) 定期检查，CT、超声
(2) 口服药物
(3) 功能锻炼

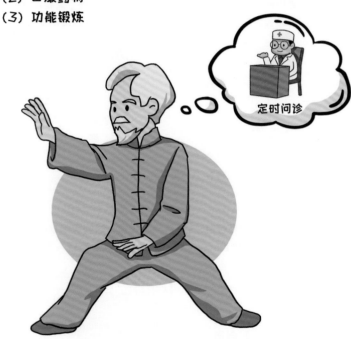

定时问诊

⑱ 主动脉瓣
病变的患者故事

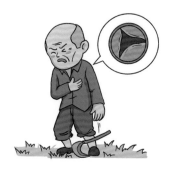

男性患者，74岁，4年前因干农活时出现胸闷，休息可以缓解，在当地医院检查，超声心动图提示重度主动脉瓣狭窄，心脏功能尚好。经过住院治疗，患者症状缓解出院，但此后每次干农活及稍剧烈活动即出现胸闷，平时老人已注意减少活动量控制症状，自觉体力在逐年下降，特别是感冒后明显加重，因为自觉症状可以忍受、子女没有时间等没考虑手术治疗，按医嘱症状加重时口服利尿剂和硝酸甘油缓解症状。

因干农活时淋雨后加重，剧烈咳嗽不能缓解，在小诊所诊断为感冒后肺炎，给予输液治疗，症状快速加重，出现呼吸困难，不能平卧，不能活动，不能吃饭。子女发现后立即送往当地县医院，医师查看后立即收进重症监护病房（ICU），诊断为：①主动脉瓣重度狭窄，轻度关闭不全，心力衰竭；②肺炎；③肾功能不全。

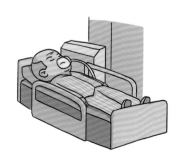

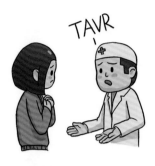

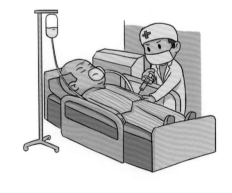

在医院 ICU 大量应用利尿剂、强心药物、抗生素等治疗 1 周后，患者症状一度好转，可以平卧，少量吃饭，但仍不能活动，1 周体重减少近 10kg，转至普通病房。因县医院没有手术条件，老人也不能接受手术治疗，子女存在侥幸心理，认为老人年龄大，手术风险大，慢慢治疗或许能好转，手术便耽误下来。在普通病房治疗 3 天后，县医院医师建议请上级医院会诊，会诊意见认为患者病情很严重，立即进行经导管主动脉瓣置换术（TAVR）可以挽救老人生命，不然症状会短期内再次加重，甚至出现休克、猝死等严重问题。因子女认为老人太虚弱，不能耐受手术，很可能手术会"人财两空"，但子女们并不想放弃老人的救治，多方打听，得知经导管主动脉瓣置换术风险远比外科主动脉瓣置换术风险低，更适合身体不好的老年主动脉瓣狭窄患者，是挽救老人的唯一方法。

在犹豫过程中，再次耽误了 5 天，患者症状再次加重，不能平卧，不能活动，烦躁，血压低至 80/50mmHg 左右，并无尿，立即转入 ICU，给患者深度镇静，插管，呼吸机辅助呼吸，大量应用利尿剂、升压药物维持，并积极联系上级医院转诊。

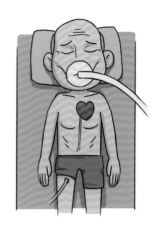

子女抱着"拼死一搏"的想法，带上转运呼吸机转至上级医院，到达上级医院的时间已经是凌晨 1 点，医师接诊时患者无意识，面色苍白，口唇发绀，全身骨瘦如柴，皮肤干燥松弛，大量升压药物应用下血压 60/40mmHg。来不及做任何检查，上级医院立即安排急诊 TAVR，因患者处于镇静状态，并且血压低，处于休克状态，采用局部麻醉，穿刺股动脉，送入输送鞘管到达主动脉瓣，导入人工瓣膜，造影定位精确后，打开人工瓣膜，替换损坏的瓣膜，患者血压立即升高到 100/60mmHg，超声心动图显示心脏搏动明显改善，拔除输送鞘管，微创缝合血管，整个手术过程仅 40 分钟。

术后 4 小时逐渐停用镇静药物，老人逐渐苏醒，顺利拔除呼吸机；经过 24 小时的药物治疗，患者意识完全恢复，可平卧，生命体征逐渐恢复正常；术后 3 天患者可以尝试下床，开始康复治疗；经过 1 周的康复训练，老人可以在子女的搀扶下活动，可以自己进食，顺利出院。在家经过 1 个月的休养，老人完全生活自理，可进行常规日常活动。

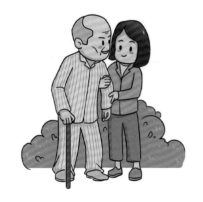

⑲ 主动脉瓣病变的
常见问题答疑

主动脉瓣狭窄和关闭不全药物保守治疗效果怎么样?

主动脉瓣狭窄和关闭不全是结构发生了不可逆的改变,药物治疗只能通过调动心脏的其他功能暂时代偿这一损伤造成的损失,使患者暂时没有症状或减轻症状;药物治疗只能延迟手术时间或者在患者极其危险时争取手术机会,不能改变瓣膜病变的进程。

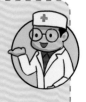

经导管主动脉瓣置换术的成功率高不高?

据国内外统计,成熟心脏瓣膜中心对经导管主动脉瓣置换术的成功率均在 98% 以上。经导管主动脉瓣置换术逐渐成为老年性主动脉瓣疾病的主要治疗方法。

经导管主动脉瓣置换术的并发症多不多？

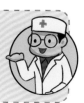

经导管主动脉瓣置换术（TAVR）的并发症主要是瓣周漏、房室传导阻滞等，其并发症多少是和外科主动脉瓣置换对比的，就老年人来说总体是较少的，这一特点让 TAVR 成为 70 岁以上老年患者的首选。

生物瓣膜和机械瓣膜各有什么优缺点？

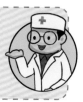

人工生物瓣膜的优点是术后不需要长期口服华法林抗凝治疗；缺点是使用时间 10 ~ 20 年，可能会再次手术。机械瓣膜的优点是使用时间比较长，耐久性好；缺点是需要终身华法林抗凝治疗。

经导管主动脉瓣置换术用的是什么瓣膜？

经导管主动脉瓣置换术目前均用牛心包或猪心包制作人工生物瓣膜，随着科技的发展，逐渐会出现人工合成瓣膜，其耐久性会越来越好。

新换的瓣膜能用多久？

 根据随访研究发现，经导管置换的人工生物瓣膜和外科置换的人工生物瓣膜寿命没有显著差别，主流产品的耐久性在 10～20 年。

 新换的瓣膜会突然坏掉吗？

 新植入的生物瓣膜不会突然损坏，但在使用过程中逐渐老化，除非发生感染性心内膜炎血栓或暴力损毁。

 新换的瓣膜损毁了怎么办？

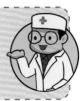 瓣膜老化损毁后可以通过微创的方法再次植入一个瓣膜，即"瓣中瓣"技术，就是在损毁的人工瓣膜中再"套"一个瓣膜。人一生可以经过 1～2 次"瓣中瓣"。极端情况下可以再次行外科手术取出，同时置换外科瓣膜。

手术后需要长期吃药吗？

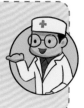

经导管主动脉瓣置换术后半年需要口服抗血小板药物治疗或者抗凝治疗预防血栓形成，半年后新植入瓣膜内皮化后，血栓的可能性下降，就可以降低抗栓的力度，减少药物应用。但治疗其他疾病的药物仍需继续应用。

主动脉瓣狭窄如果不治疗能活多久？

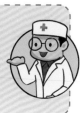

主动脉瓣狭窄患者如果出现心力衰竭症状，不手术治疗的平均存活时间是 2 年，出现晕厥等症状的平均时间是 3 年，出现心绞痛的症状是 5 年。这些统计结果基于所有主动脉瓣狭窄患者，老年人的主动脉瓣狭窄不手术治疗的平均存活时间没有准确统计。

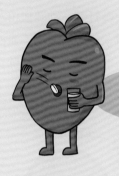

第三章

二尖瓣

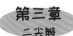

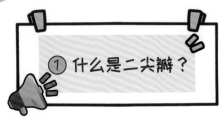

① 什么是二尖瓣？

　　二尖瓣是左心房和左心室之间的"单向阀门"，是左心室的血液入口，心脏舒张时，二尖瓣打开，动脉血由左心房经过二尖瓣流向左心室；心脏收缩时，二尖瓣关闭，血液不能反流到左心房，而是"泵入"左心室的出口——主动脉，保证血液在心脏内单向流动，配合心脏的泵血功能。

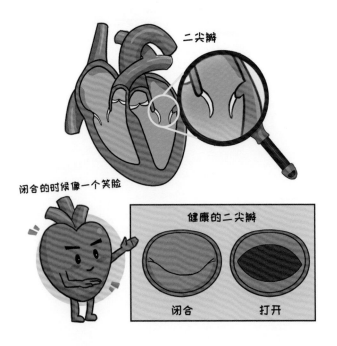

二尖瓣

闭合的时候像一个笑脸

健康的二尖瓣

闭合　　　　打开

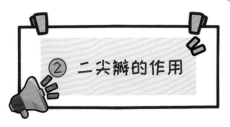

② 二尖瓣的作用

　　二尖瓣由前、后两个瓣叶，牵拉两个瓣叶的前、后乳头肌和腱索，以及瓣环组成，类似于左心房和左心室之间的一道门，两个瓣叶就是两扇门，两组乳头肌和腱索好比牵拉两扇门的橡皮绳，瓣环就是门框。左心室收缩时，乳头肌和腱索收紧，使瓣叶像船帆一样绷紧，在血流作用下瓣膜关闭，而不至于脱向左心房；左心室舒张时，乳头肌和腱索放松，瓣叶松弛，瓣叶（门）向左心室侧打开，血液由左心房流向左心室，保证左心室充盈，以备泵入全身。

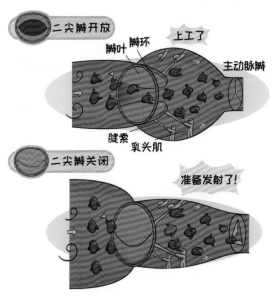

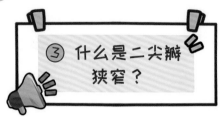

③ 什么是二尖瓣狭窄？

　　二尖瓣狭窄是指二尖瓣打开时，开口变小，导致血液由左心房流向左心室受阻，流量减少。一方面左心室"泵"向全身的血液减少，患者出现头晕目眩、乏力等症状；另一方面血液从肺内回流至左心受阻，表现为肺淤血，继而出现肺动脉高压，表现为呼吸困难、胸闷等症状。

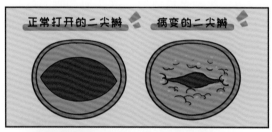

正常打开的二尖瓣　　病变的二尖瓣

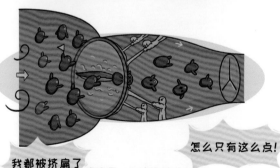

怎么只有这么点！

我都被挤扁了

变窄了，血液通过减少

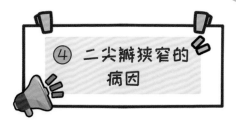

④ 二尖瓣狭窄的
病因

（1）**风湿性心脏瓣膜病**：人体感染一种链球菌，这种链球菌的蛋白质成分和二尖瓣瓣膜的蛋白质成分非常相似，人体免疫细胞识别和杀死链球菌的同时，"认错"了"敌人"，把二尖瓣也认为是链球菌，所以一起杀灭，造成二尖瓣瓣叶的损伤。因为人体免疫是有记忆的，时常被激活，所以二尖瓣时常受到攻击，同时损伤后人体反复以瘢痕和钙化等形式修复二尖瓣，长此以往二尖瓣瓣叶增厚、僵硬、粘连而打不开，形成二尖瓣狭窄。

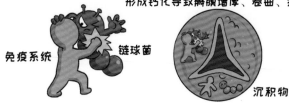

（2）**先天性因素**：二尖瓣的瓣环、腱索、乳头肌以及瓣上和瓣下结构发育畸形或异常，导致二尖瓣打不开或者"不耐用"而出现损毁，最终导致二尖瓣狭窄。

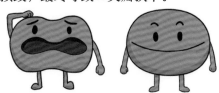

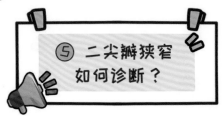

⑤ 二尖瓣狭窄如何诊断？

根据患者感染链球菌引起风湿病的病史，以及出现乏力、呼吸困难、胸闷等症状，医师听诊心脏可以发现杂音；然后根据医师的需要，检查胸部X线片、超声心动图、CT、磁共振成像、心电图等，可以明确诊断并制定治疗方案。

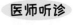

医师听诊

可以听到杂音

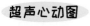

超声心动图

能明确诊断

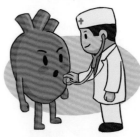

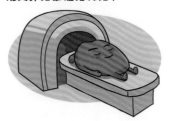

CT、磁共振成像

能更详细掌握结构细节

心电图

可看出是否合并心律失常

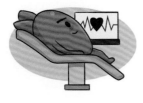

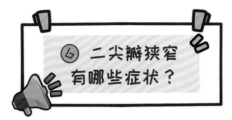

6 二尖瓣狭窄有哪些症状?

肺水肿

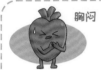

胸闷　咳咳　咳嗽　咯血

胸闷:胸闷是二尖瓣狭窄最常见的症状,是二尖瓣狭窄导致心脏"泵血"效率下降和肺充血造成的;最早期常在活动时出现,随着疾病的发展,慢慢发展至休息时胸闷。

咳嗽:二尖瓣狭窄后,经过肺的血液流入左心室受阻,导致肺水肿,引发咳嗽,特别是合并感染时咳嗽明显加重。

咯血:因长期肺水肿,肺内小血管扩张、破裂后出血导致咯血。

心脏奋力工作

心悸　胸痛

心悸:常因继发心房颤动等心律失常所致。

心脏泵血不足

疲乏　水肿

水肿:发展至全心衰竭以及继发胃肠道淤血、肝淤血,导致食欲减退,吸收不良,并发生营养不良。

心脏变大,压迫周围组织

声音嘶哑　吞咽困难

啊……

声音嘶哑:由心房扩大压迫喉返神经所致。

吞咽困难:心房扩大压迫食管所致。

继发心脏血栓

继发脑及其他器官栓塞

继发脑及其他器官栓塞:心房颤动继发血栓脱落。

二尖瓣面容

面部发黄脸部发红

⑦ 二尖瓣狭窄
如何治疗？

药物治疗

药物治疗不能直接改善瓣膜的本身病变，其治疗目的是帮助心脏发挥潜能和尽量改善心脏的工作环境，延缓手术以及调整患者身体状态，为手术做准备。

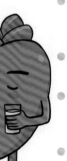

- 无症状的二尖瓣狭窄可暂不针对二尖瓣治疗。

- 有反复风湿活动的患者可能需要长期使用抗生素来预防反复链球菌感染，从而避免风湿活动激活导致的二尖瓣持续损害。

- 利尿剂：通过促进尿液排出，减少血容量，减轻心脏负荷，减轻肺淤血和水肿来减轻症状。

- 美托洛尔（倍他乐克）等 β 受体阻滞剂：减慢心房颤动时的心率，增加肥厚心肌的舒张时间，让更多血液流入左心室，增加心脏泵血量。

- 华法林：二尖瓣狭窄患者常伴有心房颤动，华法林能减少心房内血栓的发生，降低脑等重要器官栓塞的风险。

- 地高辛：地高辛能减慢心房颤动时的心率，增强心脏收缩力。

"手术治疗"

如果药物治疗不能有效缓解和控制症状，心脏的损害持续发生，则需要手术治疗，通常治疗方式分为三种。

经皮二尖瓣球囊扩张术

是医师通过股静脉穿刺一小口并在X线下可视地送入一微小管道到达二尖瓣附近，通过这一管道送入一个球囊到达狭窄的二尖瓣，在心脏不停跳的情况下快速在球囊内注入液体，打开球囊，撑开狭窄、粘连的二尖瓣，扩大二尖瓣瓣口的治疗方法。这种方法成熟、微创、有效，是二尖瓣狭窄的常规手术方案之一。

手术前　　　手术后

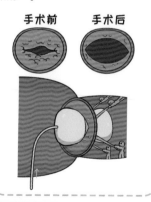

开胸二尖瓣修复术

是开胸直视下，心脏停搏，对损坏的二尖瓣整形、修复的方法。

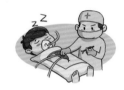

二尖瓣置换术

是开胸直视下，心脏停搏，对损坏严重、不易修复的二尖瓣手术更换为人工瓣膜的方法。

手术后

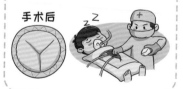

手术方式	优点	缺点
经皮二尖瓣球囊扩张术	微创，恢复快，费用低，可反复进行	部分患者不适合扩张修复效果不完美
开胸二尖瓣修复术	修复效果较好	创伤大，技术要求高效果决定于瓣膜损害程度
二尖瓣置换术	效果肯定，手术成熟，难度低	创伤大，术后维护要求高

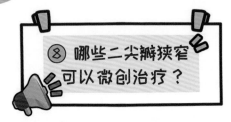

⑧ 哪些二尖瓣狭窄可以微创治疗？

- 不合并中度及以上的二尖瓣关闭不全
- 无其他需要外科处理的联合瓣膜病
- 瓣膜无严重钙化

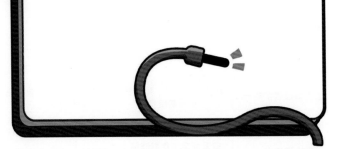

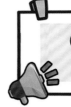

⑨ 不治疗的二尖瓣
狭窄会怎么发展？

(1) 心力衰竭逐渐加重发展为全心衰竭

(2) 二尖瓣瓣口面积逐渐减小，钙化加重

(3) 发作心房颤动

(4) 三尖瓣逐渐出现关闭不全

(5) 逐渐出现肺动脉高压

(6) 药物治疗效果逐渐变差

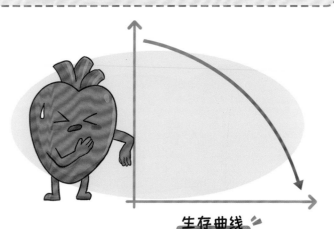

生存曲线

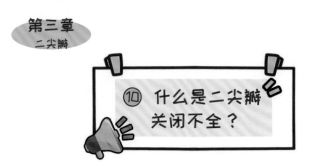

⑩ 什么是二尖瓣
关闭不全？

左心室收缩时，二尖瓣关闭不严，导致部分血流反流到左心房的功能障碍。

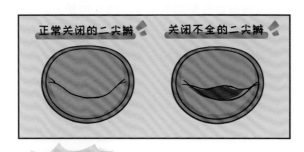

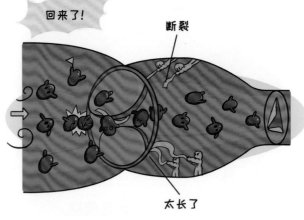

⑪ 二尖瓣关闭
不全的病因

（1）**瓣叶本身的病变**：①老年退行性变：瓣叶和瓣环长期使用后逐渐老化，像老化的橡胶一样失去弹性，部分形成坚硬的钙化团块，使瓣叶活动受限，二尖瓣应该关闭时关闭不严，发生反流；②风湿；③感染：细菌感染二尖瓣或二尖瓣附属结构后，瓣叶穿孔、变形、僵硬，以及腱索和乳头肌变形、断裂，导致关闭不全；④二尖瓣脱垂综合征（Barlow 综合征）：瓣叶增大、增厚、变形，瓣环松弛，腱索冗长，左心室收缩时瓣叶和腱索张力减低突向左心房侧，导致关闭不全。

（2）**瓣环扩张、变形**：①心房颤动等原因导致左心房扩大，将瓣环"拉平、拉大"，瓣叶相对较小，所以关闭时留下缝隙，导致反流；②冠心病、扩张型心肌病等心脏疾病，左心室扩大、变形，瓣环被"拉平、拉大"，同时因心室扩大并行，乳头肌和腱索牵拉过度和牵拉方向改变，导致二尖瓣关闭不全。

（3）**腱索变长、挛缩或断裂**：因退行性变、风湿、心肌缺血等，累及腱索，导致腱索断裂、拉长、粘连等，在心室收缩时，二尖瓣失去牵拉力或牵拉不均匀变得松弛而脱向心房侧，关闭时出现缝隙而导致关闭不全。

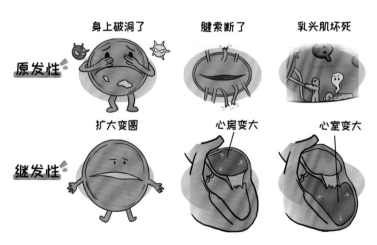

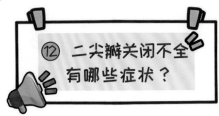

⑫ 二尖瓣关闭不全有哪些症状？

（1）**急性二尖瓣关闭不全**：常是急性心肌梗死、感染等原因，导致急性乳头肌功能不全或断裂，腱索断裂、二尖瓣急性关闭不全，患者立即出现极度呼吸困难、端坐呼吸、烦躁、濒死感等，可快速发展至低血压、心源性休克。

（2）**慢性二尖瓣关闭不全**：

1）轻中度二尖瓣关闭不全也可无明显症状，症状主要是心悸，活动受限，医师用听诊器可以听到心脏杂音。

2）重度二尖瓣反流：①呼吸困难，尤其活动时呼吸困难；②心悸，感觉心跳加重，不齐；③疲乏；④端坐呼吸，不能平卧；⑤水肿。

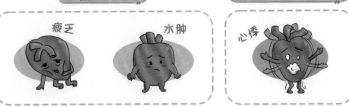

⑬ 二尖瓣关闭不全
应该做哪些检查？

二尖瓣关闭不全是一个严重影响患者预后和生活质量的发展性疾病，应该规范评估和随访，需要在心血管内科和心脏外科协同下评估并认真制定治疗方案。

(1) 详细记录病史，
发展规律

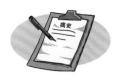

(2) 医师查体，听诊

有杂音

(3) 心电图

诊断心律失常

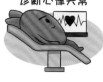

(4) 血液化验

了解全身代谢状态

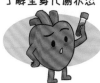

(5) 经胸超声心动图

能明确诊断

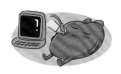

(6) 经食管超声心动图

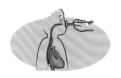

(7) 必要时心脏 CT、
磁共振成像等

掌握瓣膜结构，制定手术策略

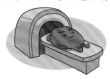

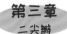
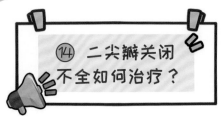

⑭ 二尖瓣关闭
不全如何治疗？

　　二尖瓣关闭不全的治疗方案复杂，需要仔细评估才能选择最好的治疗方案。

- 针对二尖瓣关闭不全的病因治疗是治疗的基础。
- 轻中度二尖瓣关闭不全以药物治疗为主，但严格的随访管理对这类患者极其重要，尤其是中度二尖瓣关闭不全。
- 重度二尖瓣关闭不全分为二尖瓣置换和二尖瓣修复，因二尖瓣结构复杂，修复的方式多种多样。

(1) 经导管二尖瓣修复术

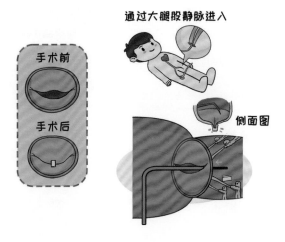

通过大腿股静脉进入

手术前

手术后

侧面图

（2）经导管二尖瓣置换术

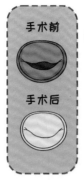

手术前

手术后

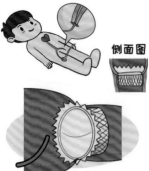

侧面图

（3）外科手术

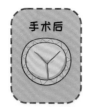

手术后

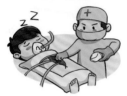

	手术方式	优点	缺点
二尖瓣置换	经导管二尖瓣置换	微创，恢复快	技术复杂，器械成熟度不足
	开胸二尖瓣置换	手术成熟，疗效肯定	创伤大，年老体弱难耐受，术后维护困难
二尖瓣修复	经导管二尖瓣缘对缘修复	微创，手术成熟，恢复快，效果好	不能针对所有患者，牺牲部分瓣口面积
	经导管二尖瓣腱索修复	创伤小于外科开胸，不牺牲瓣口面积	远期效果不肯定，技术尚不成熟
	经导管瓣环成形术	创伤小，恢复快，能处理瓣环显著扩大的患者	技术难度大，尚不成熟
	开胸二尖瓣修复	直视下可以使用多种修复手段，疗效肯定	创伤大，需要开胸心脏停搏，年老体弱者难以耐受

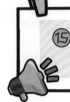

⑮ 哪些二尖瓣关闭不全可以微创修复？

(1) 器质性二尖瓣反流：二尖瓣瓣叶、腱索本身病变导致的中度及重度二尖瓣反流。

(2) 功能性二尖瓣反流：心房和心室扩大、心房颤动、心力衰竭等原因造成的二尖瓣重度关闭不全，经过药物治疗不能改善者。

(3) 二尖瓣开放面积 $>4cm^2$：目前二尖瓣的主流修复方法要牺牲部分二尖瓣的面积，面积 $<4cm^2$ 者修复后可能导致二尖瓣狭窄。

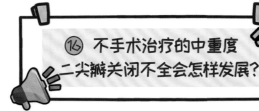

⑯ 不手术治疗的中重度二尖瓣关闭不全会怎样发展？

（1）二尖瓣关闭不全不及时修复会导致二尖瓣损害逐渐加重，反流加重，同时心房及心室进一步扩大，使二尖瓣关闭不全更为复杂，更难以修复。

（2）胸闷、呼吸困难、活动受限等症状不能缓解，反而逐渐加重。

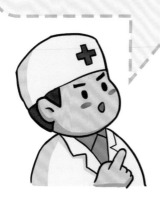

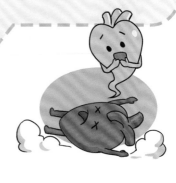

⑰ 二尖瓣微创治疗后注意事项

（1）定期检查，CT、超声　（2）口服药物
（3）功能锻炼　　　　　　（4）严格控制血压

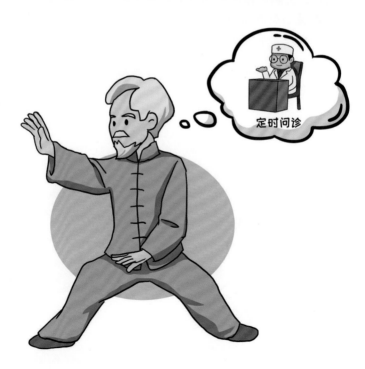

定时问诊

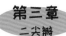

第三章
二尖瓣

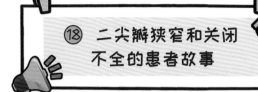

⑱ 二尖瓣狭窄和关闭
不全的患者故事

73 岁王老太太，虽然患有糖尿病、高血压，但子女孝顺，平时控制良好，所以身体健康，平时喜欢跳广场舞锻炼。

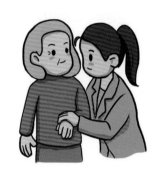

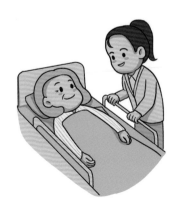

6 年前反复出现胸闷，活动耐量逐渐减低，不能跳广场舞了，到医院查超声心动图显示左心室扩大、二尖瓣轻到中度关闭不全，冠状动脉造影检查显示冠状动脉多支病变，诊断为冠心病、缺血性心肌病、二尖瓣轻 - 中度关闭不全、心功能不全。做心脏支架植入术植入支架 3 枚，手术后症状明显缓解，长期口服药物治疗，3 年来没有不舒服，每天跳广场舞锻炼。

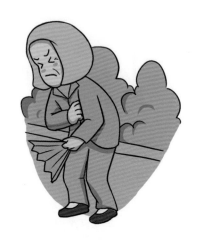

3年前的一天，老太太像平常一样参加广场舞活动，感觉胸闷，休息就缓解了，后来连续几天都是如此，家人以为冠心病又犯了，送老太太到医院做冠状动脉造影显示支架通畅，其余血管病变无明显加重，但超声心动图发现老太太二尖瓣反流加重，发展为中－重度关闭不全，左心房明显扩大。

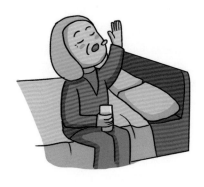

医师计划药物治疗3个月观察疗效，如无效，就需要手术治疗。经过1周的规范治疗，老太太明显感觉好多了，出院复查超声心动图显示二尖瓣中度关闭不全，但出院后活动耐量不如以前，通过减少活动量可以适应，最让老太太难以忍受的是容易感冒，而且一旦感冒就会胸闷，迁延1个月左右才能恢复，多次在医院复查超声心动图都显示二尖瓣中度关闭不全、小腱索断裂，因可耐受，主动降低活动耐量，没手术治疗。

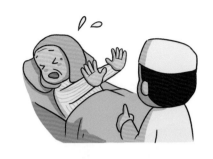

近期老太太在家做家务时突发心慌、胸闷，不能活动，在沙发上坐立不安、全身大汗，因子女不在家，休息 2 小时逐渐缓解，但缓解后明显感觉体力不支，渐渐出现下肢水肿，夜间不能平卧，子女将其送往医院，医师很快就确诊了：因为长期二尖瓣关闭不全逐渐发展为重度，突发心房颤动而导致心力衰竭。根据老太太的病史特点，医师认为老太太二尖瓣关闭不全已经药物保守治疗 3 年还在缓慢发展，现在已是重度关闭不全，而且已经导致心力衰竭，必须手术治疗，但老太太一听说需要手术打开胸腔，还得心脏停搏，就吓得宁死不做。

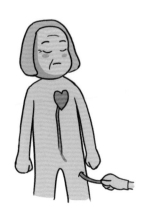

经会诊，医师认为老太太可以选择微创手术即可达到同样的效果，经医师讲解，老太太只需要在大腿根部穿一个针眼就可以完成手术，立即同意进行微创手术。经医师精心安排，给老太太仔细术前检查，确定可以做经导管二尖瓣缘对缘修复术。医师经过大腿根部穿刺不到 2 小时成功修复二尖瓣，卧床休息 12 小时可以下床活动，住院 6 天后出院，出院后老太太即可进行一般活动，活动耐量明显增加，1 周后回到舞场活动。

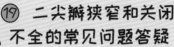⑲ 二尖瓣狭窄和关闭不全的常见问题答疑

二尖瓣瓣膜关闭不全时，什么情况下必须做手术？

　　重度原发性二尖瓣关闭不全应积极手术治疗，以免瓣膜及心脏进一步损伤，继发性二尖瓣关闭不全应积极治疗原发病及充分保守治疗，无效和不能控制症状及心脏损害继续发展可以手术治疗。

二尖瓣瓣膜狭窄球囊扩张术后，并发症多吗？

　　二尖瓣球囊扩张术是成熟的治疗技术，常见的并发症是二尖瓣关闭不全及腱索断裂，如果手术前通过手术团队的仔细评估，掌握好适应证，并发症是少见的。

换瓣后，需要继续抗风湿治疗吗？

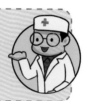

风湿性心脏瓣膜病在手术治疗前判断风湿病是否良好控制，如控制不良，应该充分控制后手术治疗，术后也需要控制风湿病，以免其他瓣膜受损。但绝大部分患者换瓣手术时已无风湿活动，不需要抗风湿治疗。

二尖瓣微创修复好，还是外科修复好？

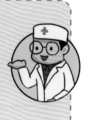

外科修复可以同时采用多种修复措施，可以修复复杂的二尖瓣疾病，也可以将解剖结构修复得更好，同时不牺牲瓣膜面积，但创伤大。微创修复措施单一，只能修复相对简单的病变，创伤小，心脏不停跳修复，功能修复较好，但牺牲部分瓣膜面积；同时对继发性二尖瓣关闭不全有较好的优势。

二尖瓣微创修复能管多少年？

二尖瓣微创修复和外科修复具有相似的耐久性，能管多少年主要取决于瓣膜的损伤程度和瓣叶的质量。

二尖瓣修复好，还是二尖瓣瓣膜置换好？

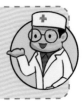

如果二尖瓣瓣叶"质量"良好，可以进行二尖瓣修复治疗，修复后的长期效果以及维护难度都优于二尖瓣瓣膜置换，但技术要求高；如果瓣叶"质量"欠佳，修复效果差，就不如瓣膜置换效果好。

二尖瓣手术后，多长时间能恢复正常活动？多长时间复查一次？

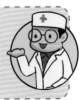

二尖瓣微创修复术后24小时即可恢复活动，如果心功能良好，手术次日即可逐渐恢复日常活动。外科手术后恢复较慢，一般需要15日以上逐渐恢复下床活动，进行康复。

已经出现肺动脉高压、呼吸困难了，换瓣术后能恢复到什么程度？

肺动脉高压是二尖瓣疾病常见的并发症，长期的肺动脉高压会导致肺血管床不可逆损伤，在肺血管床还没有受到严重损害之前，二尖瓣置换或者修复会得到良好的效果，反之预后不良，总之二尖瓣疾病还是应该早期治疗的。

二尖瓣狭窄合并左心房血栓时，哪种治疗方法更合适？

　　二尖瓣狭窄常合并左心房扩大和心房颤动，容易导致心房血栓。部分新鲜血栓通过抗凝药物可以融化，可以不影响二尖瓣狭窄治疗方案的选择，但血栓不能完全融化的患者只能选择外科治疗，同时血栓取出。

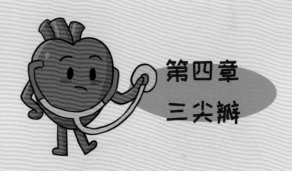

第四章

三尖瓣

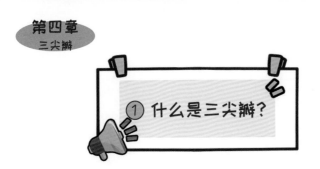

① 什么是三尖瓣？

三尖瓣是位于右心房和右心室之间的"一道门"，由三尖瓣瓣环（门框）、三个瓣叶（三扇门）、腱索和乳头肌（牵拉三扇门的橡皮绳）组成。

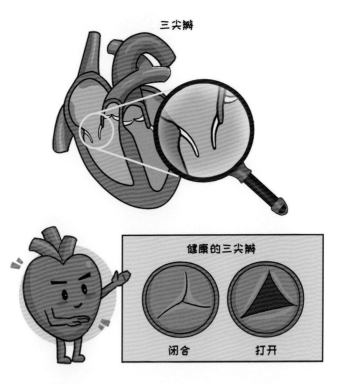

三尖瓣

健康的三尖瓣

闭合　　　　打开

② 三尖瓣的作用

当右心室舒张时，三尖瓣在血流冲击下打开，血液由右心房流入右心室；当右心室收缩时，腱索和乳头肌拉紧，三尖瓣的三个瓣叶被拉紧伸展，在血液冲击下三尖瓣关闭，同时瓣叶因被牵拉而不至于被冲击到心房，血液不能经过三尖瓣反流回右心房，而是被"泵入"肺动脉，进入肺进行吸收氧、放出二氧化碳等。

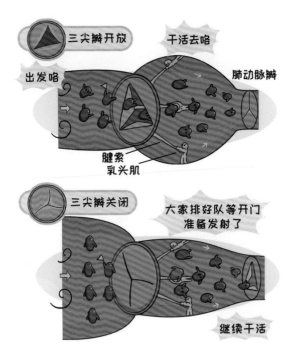

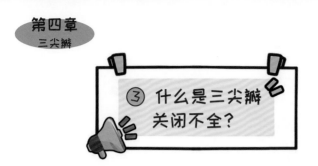

③ 什么是三尖瓣
关闭不全?

当右心室收缩、三尖瓣关闭时留有缝隙，导致血液反流回右心房。

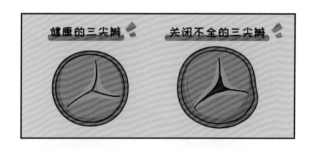

健康的三尖瓣

关闭不全的三尖瓣

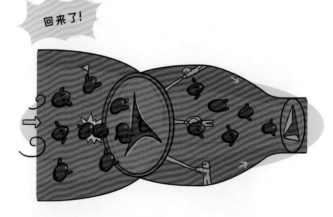

回来了!

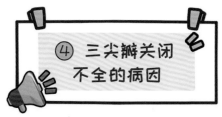

④ 三尖瓣关闭
不全的病因

（1）**原发性三尖瓣关闭不全**：三尖瓣退行性变、三尖瓣下移畸形、三尖瓣叶发育不良、三尖瓣腱索发育不良。

（2）**继发性三尖瓣关闭不全**：肺动脉高压、左心系统疾病继发三尖瓣病变、心力衰竭、风湿性心脏瓣膜病、心房颤动、起搏器植入后导线影响三尖瓣功能、外伤和医源性损伤。

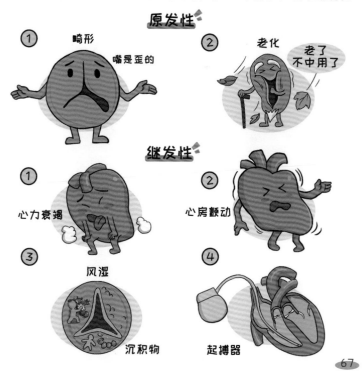

原发性

① 畸形　嘴是歪的

② 老化　老了不中用了

继发性

① 心力衰竭

② 心房颤动

③ 风湿　沉积物

④ 起搏器

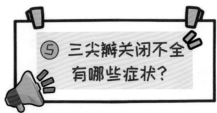

⑤ 三尖瓣关闭不全有哪些症状?

大部分三尖瓣反流无明显症状

呼吸困难

水肿

腹胀、食欲下降、恶心、腹痛

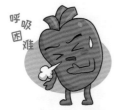

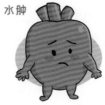

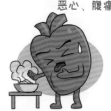

原发病如心力衰竭的相关症状,如呼吸困难

疲乏

活动耐受力下降

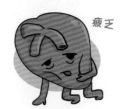

低血压

心悸

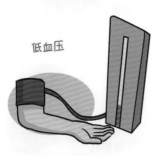

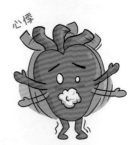

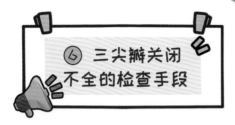

⑥ 三尖瓣关闭不全的检查手段

体格检查

根据患者提供的病史、听诊心脏杂音以及水肿等体征，医师一般可以做出初步诊断

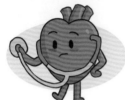

心脏X线片

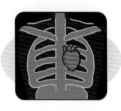

血液化验

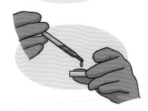

超声心动图检查

经胸及经食管超声心动图可以做出明确诊断，并且有利于治疗方案的制定

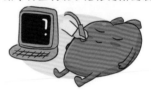

磁共振成像检查

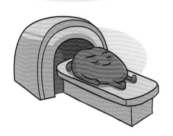

心导管检查

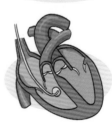

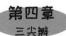

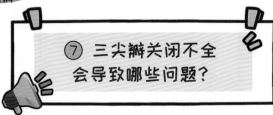

⑦ 三尖瓣关闭不全
会导致哪些问题？

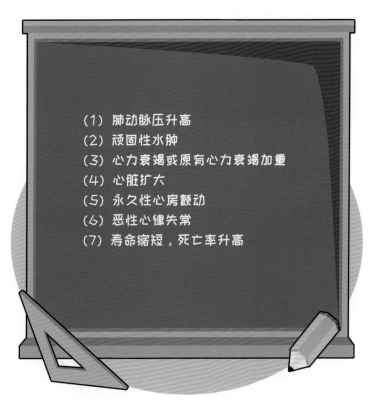

(1) 肺动脉压升高
(2) 顽固性水肿
(3) 心力衰竭或原有心力衰竭加重
(4) 心脏扩大
(5) 永久性心房颤动
(6) 恶性心律失常
(7) 寿命缩短，死亡率升高

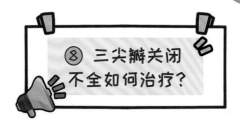

⑧ 三尖瓣关闭不全如何治疗?

(1) 药物治疗

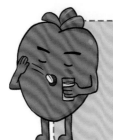

三尖瓣反流94%为继发性,药物治疗针对原发病

- 利尿药:改善心力衰竭造成的水肿
- 扩血管药:降低血压,减少心脏负担
- 抗凝药:预防心房颤动引起的血栓

(2) 经导管三尖瓣钳夹术

术前

术后

大腿切口,导入导管鞘

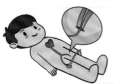

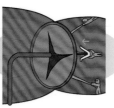

新的瓣膜通过导管输送器送达病变三尖瓣并固定在病变位置

(3) 经导管三尖瓣瓣环成形术

术前

术后

大腿切口，导入导管鞘

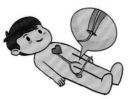

通过器械操作
完成瓣环的夹合

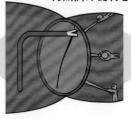

(4) 经导管三尖瓣置换术

术前

术后

颈部切口，导入导管鞘

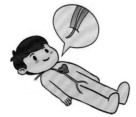

新的瓣膜通过导管输送器送达
病变三尖瓣并固定在病变位置

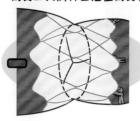

(5) 外科瓣环成形术

术前

术后

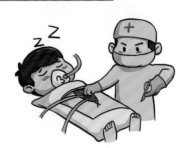

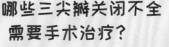

（1）先天性三尖瓣畸形导致的三尖瓣重度反流。

（2）三尖瓣反流经药物治疗效果不好，仍然是重度反流且出现症状的患者。

（3）有其他心脏疾病，需要外科治疗，同时合并三尖瓣重度反流，可同时行三尖瓣手术。

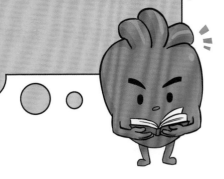

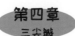

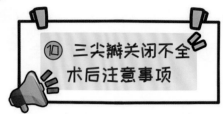

⑩ 三尖瓣关闭不全
术后注意事项

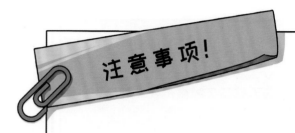

注意事项！

- 出院 2 周内注意伤口是否愈合，是否有血肿、硬结等。

- 生活规律、健康。

- 避免剧烈活动，在医师指导下逐渐恢复正常活动。

- 坚持口服药治疗，并定期复查。

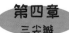

⑪ **三尖瓣病变的患者故事**

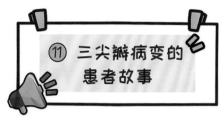

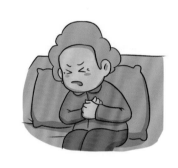

患者魏老太太，67岁，诊断为风湿性心脏病多年。4年前因反复胸闷、呼吸困难，被诊断为风湿性心脏病、二尖瓣狭窄、心房颤动、心力衰竭，在心脏外科行二尖瓣瓣膜置换术。手术很顺利，患者在医院住院近20天，出院后回家休息3个多月，可进行一般活动，症状缓解良好，长期口服药物治疗控制良好。

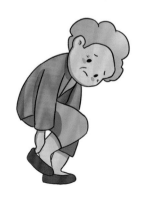

但好景不长，近1年逐渐出现双下肢水肿，严重时下午穿不上鞋子，按压脚面有深深的凹陷。老太太怀着忐忑不安的心情被家人带到医院检查，全身检查都"没见毛病"，但心脏医师听诊心脏可听到心脏杂音，提示应该是心脏瓣膜又出现问题了，果然超声心动图显示"三尖瓣重度关闭不全"。医师说这种情况是二尖瓣手术以后非常常见的问题，可以先口服利尿剂治疗观察，医师给的利尿剂非常有效，不到3天，脚就消肿了。

老太太心里安稳多了，再也不想做手术了。但好景不长，吃药维持了仅半年，老太太再次出现下肢水肿，利尿剂效果越来越差，逐渐加大剂量效果也不好，逐渐出现不思饮食，活动后胸闷，感觉回到做手术以前。老太太以为手术失败，家人急忙将其送往医院，医师检查发现，不是二尖瓣出问题了，而是三尖瓣出现了极重度关闭不全，所以全身水肿，包括胃肠道都"水肿"而导致不思饮食。

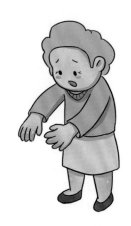

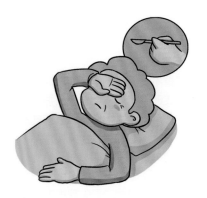

老太太听说需要再次手术，回忆起4年前开胸手术的痛苦、术后3个月不能自由活动、半年的休养，表示宁死不再做手术。

其儿子经多方打听询问有没有微创的治疗方案，医师经过多学科讨论，认为可以行经导管三尖瓣修复术，该手术只需要在颈部穿刺不到5mm的开口，经过导管技术即可完成三尖瓣修复。经过医师的耐心讲解，老太太终于答应微创手术。医院瓣膜微创治疗团队近1.5小时顺利完成手术，超声心动图显示瓣膜修复后功能良好，手术后不到半小时老太太便清醒了，说："这个手术好，不怎么痛苦"。

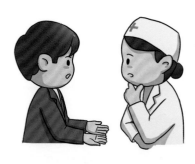

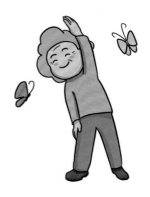

手术后6小时老太太可以在床上坐起，12小时即下床活动、锻炼，为出院做准备。术后2天复查超声心动图显示心脏恢复非常好，三尖瓣仅微量反流，达到正常人的标准。术后3天水肿完全消失，饮食也恢复正常，老太太高高兴兴地出院，非常庆幸有这么好的技术和技术超群的医护人员。术后1周老太太就恢复了日常生活，不仅不需要子女们伺候，还可以参与照顾家人了。

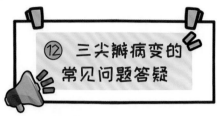

第四章
三尖瓣

⑫ 三尖瓣病变的常见问题答疑

超声心动图检查时，经常会有三尖瓣反流，自我感觉没有什么不适症状，需要治疗吗？

三尖瓣反流分为功能性三尖瓣反流和器质性病变引起的反流，功能性反流常为轻度反流，每2年超声心动图检查随访即可；器质性疾病引起的反流常为中重度以上反流，人体对三尖瓣反流代偿能力较强，早期不易引起症状，但会引起严重的后果，所以即使无症状，也需要到正规医院进行正规治疗。

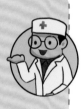

怎么能及时发现自己有三尖瓣关闭不全，并及时治疗呢？

超声心动图能准确诊断三尖瓣关闭不全，有下肢水肿等症状的患者、原有心脏病和慢性肺部疾病的患者、曾经做过心脏手术的患者应该定期查超声心动图，及时发现三尖瓣关闭不全；中度及以上三尖瓣关闭不全患者应该每6个月复查超声心动图，以及时掌握三尖瓣关闭不全的发展情况，得到及时的治疗。

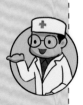

原发性三尖瓣关闭不全可以药物保守治疗吗?

重度以上的原发性三尖瓣建议手术治疗,尽管药物保守治疗可以延缓发展和延缓心力衰竭的发生,但是手术治疗有更好的效果。

三尖瓣的瓣环修复和三尖瓣瓣叶的钳夹修复这两种介入方式有什么不同?效果怎么样?

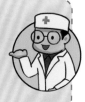

这两种修复方法都是三尖瓣关闭不全的可靠修复方法,瓣环修复是模仿心脏外科缩小三尖瓣瓣环的修复方法;瓣叶钳夹是模仿二尖瓣钳夹的方法应用到三尖瓣关闭不全,对于三尖瓣瓣叶脱垂有较好的疗效。总之,两种方法针对不同的三尖瓣病变类型所选择。

三尖瓣关闭不全介入手术和外科手术,哪个效果更好一些?哪个风险更小?

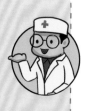

目前研究显示,单纯三尖瓣外科修复和三尖瓣置换手术均有较高的并发症发生率和死亡率,所以三尖瓣关闭不全的外科治疗常是因为患者有其他需要外科治疗的心脏疾病,"顺便"完成三尖瓣手术,很少单纯因三尖瓣病变而行外科手术。三尖瓣介入手术正在快速发展,弥补这一治疗措施的不足。

三尖瓣严重关闭不全，已经有严重的呼吸困难、双下肢水肿了，此时适合做哪种手术？

三尖瓣关闭不全的发病机制较为复杂，有多种手术方案可以选择，最重要的是明确关闭不全的原因及病变特点，才能选择最合适的治疗方案。

三尖瓣换瓣术后，呼吸困难能立刻缓解吗？

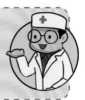

三尖瓣关闭不全常是继发性病变，单纯三尖瓣换瓣而病因未得到有效治疗，症状缓解作用有限。原发性三尖瓣关闭不全出现症状也常是继发了右心功能不全，术后心脏需要较长的恢复期，症状才能逐渐缓解。

三尖瓣术后还需要继续服药吗？服用哪些药物？

三尖瓣术后心脏的血流动力学得到了重新调整，常需要利尿剂等药物来调节平衡，同时需要应用抗凝药物防止三尖瓣以及修复器械的血栓。

对于原发性三尖瓣关闭不全，手术治疗是一劳永逸吗？

对于原发性三尖瓣关闭不全，手术治疗是最有效的手段，但不能一劳永逸，因为可能还存在肺动脉高压、右心功能不全等并发症需要长时期治疗，同时三尖瓣的修复器械或人工瓣膜需要维护。

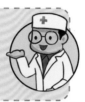

肺动脉高压引起的三尖瓣关闭不全，手术效果怎么样？

对于肺动脉高压引起的三尖瓣关闭不全，首先应该治疗原发病以及继发的右心功能不全，手术治疗三尖瓣目前很难取得好的疗效。

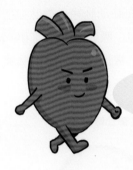

第五章

肺动脉瓣

① 什么是
肺动脉瓣？

肺动脉瓣是右心室和肺动脉之间的"一道门"，是人体肺动脉的"总阀门"，也是右心室向肺动脉输送静脉血的唯一通道，静脉血通过肺动脉输送入肺，吸收氧气、排出二氧化碳等，使静脉血转化为动脉血。正常情况下，肺动脉瓣有三个瓣叶。

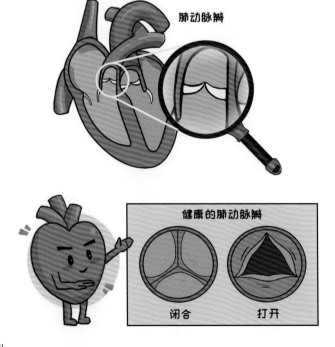

肺动脉瓣

健康的肺动脉瓣

闭合　　　　打开

② 肺动脉瓣的
作用

　　肺动脉瓣的作用和工作原理与主动脉瓣相似，不同的是肺动脉瓣通过的血流压力较低，而且流经的是静脉血。当右心室收缩时，肺动脉瓣打开，血液经过肺动脉瓣流向肺进行血氧交换；当右心室舒张时，肺动脉瓣关闭，血液不能反流，使血液持续流入肺。

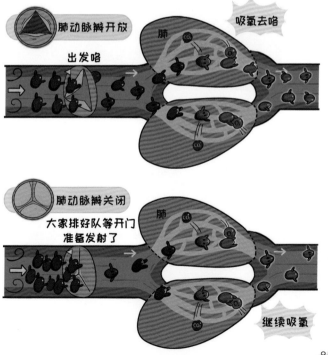

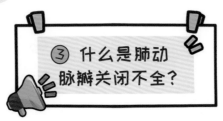

③ 什么是肺动
脉瓣关闭不全?

因肺动脉瓣关闭时留有缝隙,当心脏舒张时,泵入肺动脉的血液经过这一缝隙返回右心室,降低了右心室的工作效率,加重右心室容量负荷。

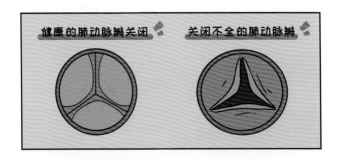

健康的肺动脉瓣关闭　　关闭不全的肺动脉瓣

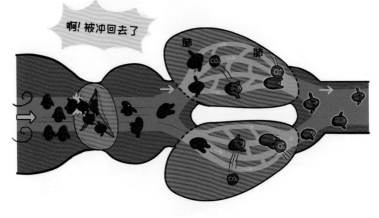

啊! 被冲回去了

肺　　　肺

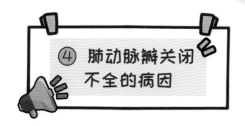

④ 肺动脉瓣关闭
不全的病因

（1）**肺动脉瓣退行性变**：肺动脉瓣退行性变大部分为轻度关闭不全，一般不需要治疗。

（2）**肺动脉瓣先天发育异常**：肺动脉瓣先天异常常表现为狭窄，也容易合并其他复杂的心脏畸形，如法洛四联症、肺动脉闭锁，而在接受外科手术后，重建了右心室－肺动脉通道，随时间流逝，常不可避免出现严重肺动脉瓣反流。

（3）**肺动脉高压**：重度肺动脉高压患者会出现继发的肺动脉瓣关闭不全，但应以治疗肺动脉高压为主。

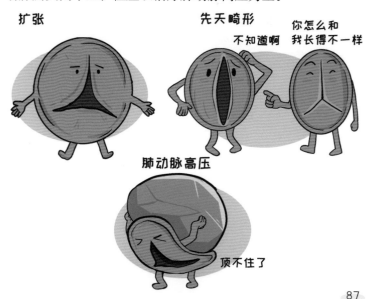

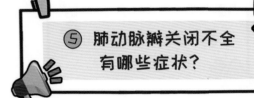

⑤ 肺动脉瓣关闭不全
有哪些症状?

(1) 头晕目眩: 肺动脉瓣关闭不全导致右心室泵入肺的血液减少,继而到达左心室的血液减少,而使左心室泵入全身的血液减少,特别是进入脑的血液减少而导致头晕目眩。

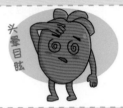

(2) 胸闷气短: 长期肺动脉瓣反流增加了右心室负荷,可导致右心室扩张及右心衰竭,出现胸闷气短的症状。

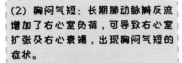

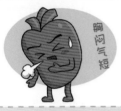

(3) 下肢水肿: 右心衰竭致使右心室不能把血液泵入肺动脉,这些血液淤滞在身体低垂部分,导致水肿。

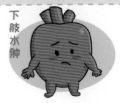

(4) 食欲减退: 右心衰竭导致胃肠道淤血,消化功能下降,而食欲减退。

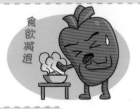

(5) 心悸: 长期肺动脉瓣反流,增加右心系统负荷,出现心律失常,常见的为心房颤动而导致头晕目眩,甚至猝死。

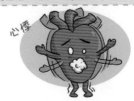

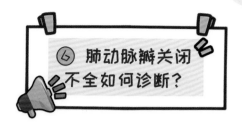

⑥ 肺动脉瓣关闭不全如何诊断？

（1）患者有胸闷、头晕目眩等症状

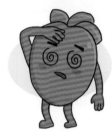

（2）医师可听诊出来自肺动脉的杂音

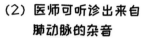

（3）超声心动图可以明确诊断

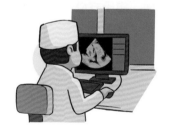

（4）胸部 X 线检查 DR，可显示右心室增大

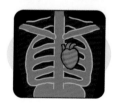

（5）心肌磁共振成像

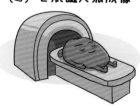

⑦ 肺动脉瓣关闭不全会
导致哪些问题？

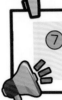

　　一方面，肺动脉瓣反流导致右心室的工作效率降低，使右心功能下降，右心室泵入肺的血液减少，而导致左心室"无血可泵"，最后左心室的泵血量减少；另一方面，由于右心功能下降，静脉内的血液"泵不走"，使下肢及胃肠道淤血。

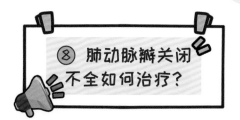

⑧ 肺动脉瓣关闭不全如何治疗?

(1) 药物保守治疗：轻到中度肺动脉瓣关闭不全一般没有症状或仅有轻微症状，可以选择利尿剂等治疗减轻心脏负担，缓解症状；或者较重的右心衰竭患者暂时保守治疗减轻症状或者为手术做准备。

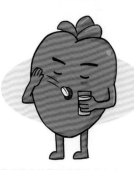

(2) 经导管肺动脉瓣置换术：通过股静脉穿刺送入一个导管到达肺动脉，建立一个通道，将记忆金属制作成的人工瓣膜压缩成约小拇指大小，通过这一通道送入人工瓣膜到达关闭不全的肺动脉瓣，并释放出来，人工瓣膜会自动撑开，替换关闭不全的肺动脉瓣。

手术前

手术后

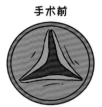

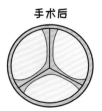

大腿切口，导入导管鞘

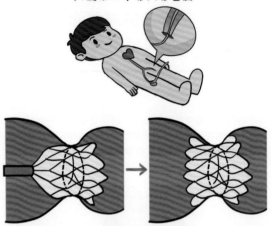

(3) 外科肺动脉瓣成形术和肺动脉瓣置换术：用体外循环机暂时替代人体心脏功能，让心脏暂时停止工作，打开心脏，修复关闭不全的肺动脉瓣或者因为肺动脉瓣损坏严重，无法修复时，可以将人工瓣膜缝合在肺动脉瓣处，替换肺动脉瓣的功能。

手术前   手术后

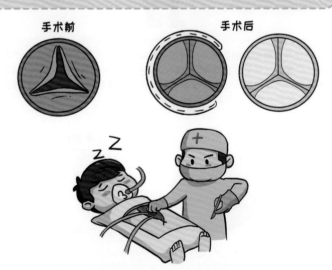

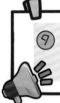

⑨ **哪些肺动脉瓣关闭不全需要手术治疗?**

"

- 有右心功能不全相关临床症状,包括运动耐量下降、右心衰竭、相关心律失常导致的症状。
- 先天性心脏病外科矫正术后伴有肺动脉瓣中重度反流。
- 无症状的重度肺动脉瓣关闭不全合并右心室扩大,心电图 QRS 波群明显变宽,肺动脉瓣反流导致三尖瓣反流进行性加重。

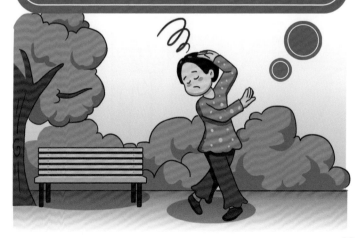

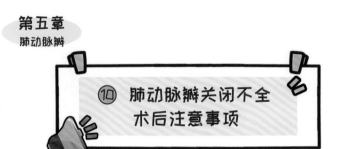

⑩ 肺动脉瓣关闭不全
术后注意事项

要注意超声心动图复查
特别要注意随访肺动脉压

避免过度劳累

口服药物治疗

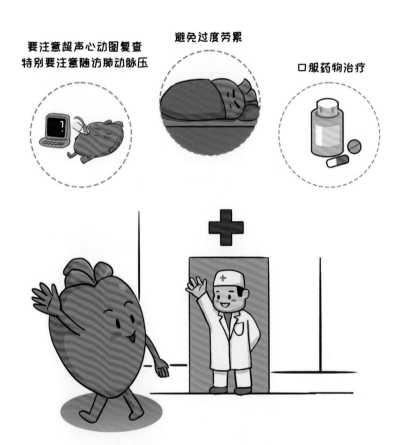

⑪ 什么是肺动脉瓣狭窄?

肺动脉瓣狭窄大部分是一种先天性畸形,是肺动脉瓣这道"门"由于发育畸形而打不开,血液通过受阻;常伴有主肺动脉、左肺动脉扩张。

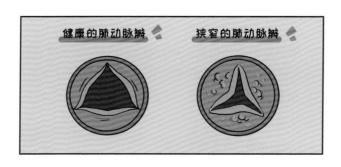

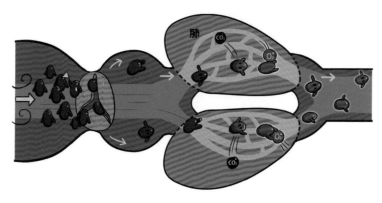

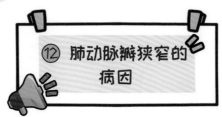

⑫ 肺动脉瓣狭窄的病因

（1）**先天性病变**：绝大部分的单纯性肺动脉瓣狭窄是肺动脉瓣膜发育异常，发育异常的主要原因是母亲怀孕时感染风疹病毒，导致胎儿肺动脉瓣交界粘连；约90%肺动脉瓣狭窄是单纯的肺动脉瓣狭窄，其余常合并其他心脏结构异常，如法洛四联症。

（2）**肺动脉瓣退行性变**：肺动脉瓣退行性变一般只引起肺动脉瓣轻度狭窄，不会引起严重症状，一般不需要手术治疗。

（3）**风湿性心脏瓣膜病**：风湿极少数累及肺动脉瓣导致肺动脉瓣狭窄。

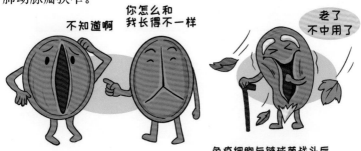

不知道啊　　你怎么和我长得不一样　　老了不中用了

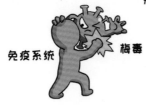

免疫系统　　梅毒

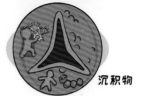

免疫细胞与链球菌战斗后形成钙化导致瓣膜增厚、卷曲、狭窄

沉积物

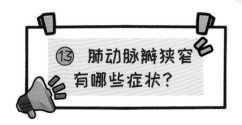

⑬ 肺动脉瓣狭窄
有哪些症状？

轻度肺动脉瓣狭窄一般无症状，大多是因为体检发现心脏杂音和超声心动图检查无意发现；中重度肺动脉瓣狭窄表现为呼吸困难、咳嗽、胸闷、乏力、活动诱发晕厥甚至猝死。

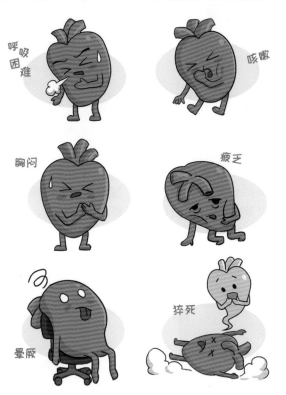

97

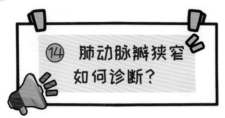

⑭ 肺动脉瓣狭窄
如何诊断？

(1) 中重度主动脉瓣狭窄医师可以闻及明显的心脏杂音。

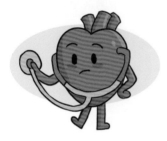

(2) 超声心动图可以明确诊断，可以发现肺动脉的血流速度增快、开口变小、肺动脉扩张等问题。

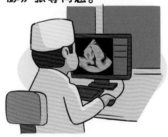

(3) 肺动脉 CT 检查可以发现肺动脉瓣的增厚及瓣叶数目，还可以明确狭窄部位以及肺动脉扩张的情况。

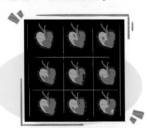

(4) 肺动脉造影及右心导管检查可以明确诊断及肺动脉瓣狭窄部位、程度和瓣叶发育情况。

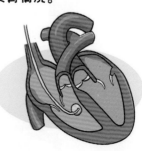

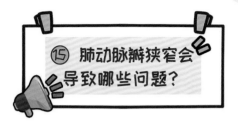

⑮ 肺动脉瓣狭窄会
导致哪些问题?

- 中重度肺动脉瓣狭窄:最严重的问题是因右心阻力过高导致右心功能不全,如在婴幼儿时期患病,可因合并未闭卵圆孔,出现右向左分流,表现为低氧、酸中毒,若不及时治疗,可导致患儿死亡或者发育不良;成年人肺动脉瓣狭窄常导致严重右心衰竭。

- 轻度肺动脉瓣狭窄:一般无明显症状,多不影响生活。

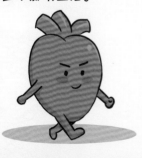

⑯ 肺动脉瓣狭窄如何治疗？

（1）经皮肺动脉瓣球囊成形术

是治疗肺动脉瓣狭窄最有效而且费用低的首选治疗方法，适用于儿童及肺动脉瓣无明显钙化的年轻患者。需通过静脉穿刺，送入一个球囊到达狭窄的肺动脉瓣处，然后打开球囊，将狭窄的肺动脉瓣"撑开"，之后收缩球囊并将其撤出体外，达到治疗的目的。

（2）肺动脉瓣置换术

适用于成年、瓣膜有显著钙化、球囊成形术"扩不开"的患者，或合并严重关闭不全的患者。需穿刺股静脉，先进行经皮肺动脉瓣球囊成形术，往往这种成形术扩不开钙化狭窄的肺动脉瓣，所以送入一个压缩成小拇指大小的记忆金属框架的人工瓣膜到达狭窄的肺动脉瓣，释放开瓣膜，瓣膜会自动展开，撑起狭窄的肺动脉瓣，替换其功能。

手术前　　手术后

大腿切口，导入导管鞘

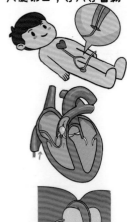

手术前　　手术后

大腿切口，导入导管鞘

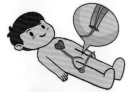

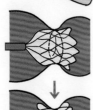

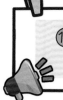 ⑰ 哪些肺动脉瓣狭窄
需要手术治疗?

　　轻度肺动脉瓣狭窄：临床上无症状，可不必手术。

　　中度肺动脉瓣狭窄：如果出现活动后心悸、气急，随着年龄增长会导致心脏负荷过重，出现右心衰竭，应立即手术。

　　极重度肺动脉瓣狭窄：常在幼儿期出现明显症状，应尽早手术，2~3岁行球囊成形术效果满意；成年人的重度肺动脉瓣狭窄也应该及时手术治疗。

(1) 肺动脉瓣球囊成形术效果满意，再狭窄发生率很低，但术后应行超声心动图检查观察右心功能恢复情况及有无新出现或加重的肺动脉瓣关闭不全。

(2) 经导管肺动脉瓣置换术后，应坚持抗血栓治疗，同时要仔细复查人工瓣膜情况和肺动脉扩张情况。

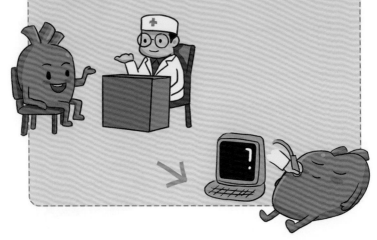

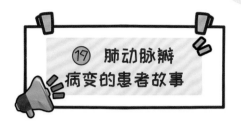

⑲ 肺动脉瓣
病变的患者故事

患者孙先生，男性，29岁，从小"体弱多病"，上小学前在同龄孩子中就是一个"小个子"，父母无论怎么喂养，他总是消瘦、不长个儿，其他和普通孩子没有什么差别，父母也就不在意，认为是天生这样。

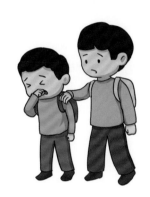

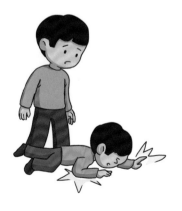

上小学后，上体育课时，小孙总是跑不过同学，老师觉得是因为他瘦小，没有在意；小学三年级的时候，不服输的小孙在跑步比赛时拼命跑，突然一口气上不来，摔倒在地不省人事并脸色苍白，吓坏了老师，经过拍打，小孙醒过来了，学校紧急将他送往乡医院。

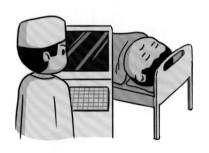

医生检查发现小孙有明显的心脏杂音，怀疑是严重的先天性心脏病，告知其父母，其父母大为震惊，立即将他送往大医院。经过检查，发现小孙是先天性心脏病、重度肺动脉瓣狭窄，医生告诉小孙父母，孩子有先天性肺动脉瓣狭窄，非常影响发育，重度肺动脉瓣狭窄者剧烈活动可能发生猝死，可以进行肺动脉瓣球囊扩张治疗，小时候扩张手术效果更好。

父母通过慎重考虑，在医院做了肺动脉瓣球囊扩张，当时医生仅用了1小时余，经过大腿根部穿刺一个小口，就完成了手术，术后几乎没有留下任何痕迹。手术后小孙感觉轻快多了，可以参加体育活动，也逐渐长胖了，幸运的是小孙的肺动脉瓣狭窄发现得早，没有严重影响身体发育。

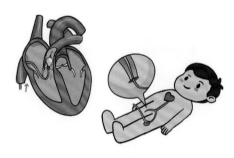

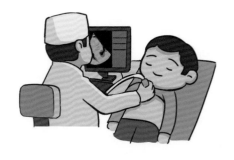

经常复查超声心动图，一直是肺动脉瓣轻度狭窄、轻度反流。小孙坚持复查了多年，没有明显改变，同时没有症状，也不影响发育。在他 18 岁成年时再次仔细复查了 CT、超声心动图等，仍然没有明显变化。

孙先生现在 29 岁，准备结婚了，再次进行了仔细的 CT 和超声心动图检查，仍然是肺动脉瓣轻度狭窄和轻度反流，医生说幸亏孙先生治疗较早，没有产生不良后果，目前也不需要治疗，后期需要处理的可能性很低。

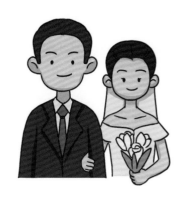

肺动脉瓣狭窄遗传吗？

几乎所有肺动脉瓣狭窄均为先天性的，有遗传倾向。但绝大部分先天性肺动脉瓣狭窄是因为母亲怀孕时感染病毒以及药物暴露导致，例如风疹病毒感染导致风疹综合征，出现肺动脉瓣畸形。

既然肺动脉瓣狭窄是先天性的，我为什么才出现症状？

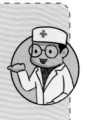

肺动脉瓣狭窄的症状常是肺动脉瓣狭窄导致的肺动脉高压、右心功能不全等相关症状，而非肺动脉瓣狭窄本身的症状。早期的肺动脉瓣狭窄因为人体的代偿而无症状，长期的肺动脉瓣狭窄才能出现肺动脉压逐渐增高，右心功能不全、肺动脉瓣钙化狭窄加重等才出现症状。

肺动脉瓣狭窄吃药能好吗？

　　合理的药物治疗可以减轻肺动脉瓣狭窄的症状，延迟手术时间，但药物治疗不能将肺动脉瓣狭窄治愈，肺动脉瓣狭窄还是需要手术来治愈的。

肺动脉瓣狭窄手术后的预后怎么样？

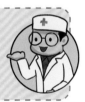

　　肺动脉瓣狭窄首选肺动脉瓣球囊扩张术，安全、有效，绝大部分预后良好。但如果病情拖得太晚，出现严重右心室功能不全，则预后不佳，所以肺动脉瓣狭窄宜早诊断、早治疗。

　　已经出现右心室肥厚了，手术治疗还有意义吗？选择哪种手术更好？

　　肺动脉瓣狭窄常见的并发症是右心室肥厚、右心室扩张和右心衰竭，但右心室肥厚并非疾病到了终末期，手术治疗可以取得好的疗效，肺动脉瓣球囊扩张可作为首选的治疗方法。

肺动脉瓣狭窄术后需要长期吃药吗？

 肺动脉瓣狭窄术后常残留轻度的肺动脉瓣狭窄和不同程度的肺动脉瓣关闭不全，需要长期随访。根据患者心功能的恢复情况和肺动脉高压的情况，需要长期药物治疗。

 肺动脉瓣狭窄和关闭不全常合并肺动脉瘤样扩张，手术后怎么办？

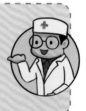 肺动脉瓣疾病继发的肺动脉瘤样扩张导致心脏收缩和舒张活动度较大，给手术瓣膜的锚定和术后瓣架的耐久性造成很大的挑战。术后扩张一般不继续发展，不会造成动脉瘤破裂，但仍应高度关注它给人工瓣膜造成的危害。

 肺动脉狭窄和关闭不全术后，可以正常参加户外活动吗？

 肺动脉狭窄和关闭不全术后预后较好，但是否可以户外活动取决于患者的心功能和肺功能。

肺动脉瓣狭窄和关闭不全术后，可以正常怀孕生子吗？

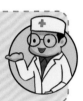

　　首先肺动脉狭窄和关闭不全虽然是先天性疾病，但不一定是遗传性疾病，是可以生育的；是否可以耐受怀孕，关键在于心肺功能的恢复情况；另外，口服药物华法林有胎儿致畸作用，是否华法林依赖是需要评估的。

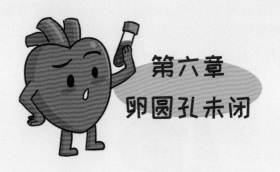

第六章

卵圆孔未闭

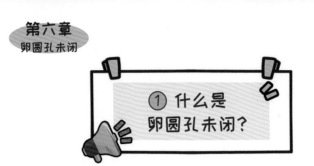

① 什么是卵圆孔未闭?

卵圆孔是胎儿时期母体给胎儿输送营养和氧的通道,位于左心房与右心房之间的房间隔上,是一个带有"活瓣"的小孔,是持续开放的;出生后,随着一声啼哭,左心房压力增高,"活瓣"封闭小孔,如果3岁以后没有封闭,就称为卵圆孔未闭。

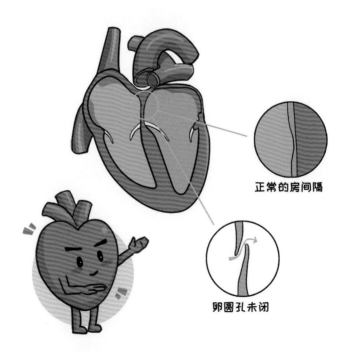

正常的房间隔

卵圆孔未闭

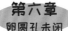

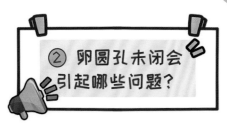
② 卵圆孔未闭会
引起哪些问题？

　　大部分卵圆孔未闭不会引起任何症状，部分可以引起脑梗死、偏头痛、减压病、短暂性脑缺血缺氧发作、斜卧呼吸 - 直立性低氧血症综合征等症状。

脑梗死　偏头痛

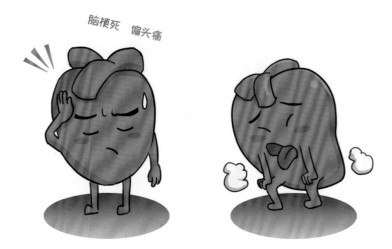

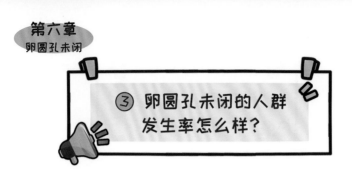

③ 卵圆孔未闭的人群
发生率怎么样？

　　卵圆孔未闭在人群中的发生率为 20% ~ 30%，即平均每 4 个人中就会有 1 个人存在卵圆孔未闭。

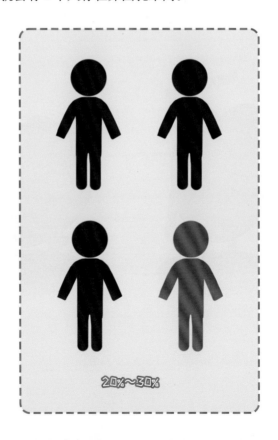

20%~30%

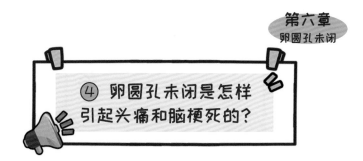

④ 卵圆孔未闭是怎样引起头痛和脑梗死的？

卵圆孔未闭不会引起心脏扩大，但会导致一些神经系统并发症，如脑梗死或偏头痛。久坐或有下肢静脉曲张，常难以避免下肢静脉产生小的血栓，通常会在肺动脉系统被过滤掉，不产生严重后果，而当存在未闭卵圆孔，小血栓在右心压力一过性增高，卵圆孔开放，血栓进入左心房，随血流进入脑动脉，可引起脑梗死；到达冠状动脉，可导致心肌梗死。而一些神经递质或微血栓也可诱发偏头痛。

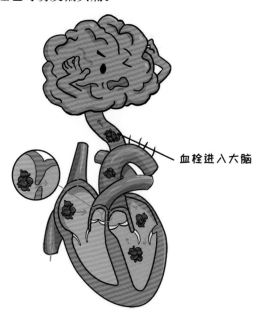

血栓进入大脑

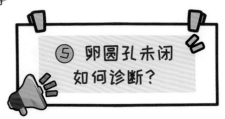

⑤卵圆孔未闭
如何诊断？

卵圆孔未闭的诊断不难，但有症状的卵圆孔未闭不仅需要诊断是否存在卵圆孔未闭，还需要明确头痛及脑栓塞的原因是否与卵圆孔未闭相关，卵圆孔未闭的诊断通过经胸超声心动图、经食管超声心动图、右心声学造影或经颅多普勒发泡试验一般能够确诊；脑磁共振成像、脑血管CTA、血液化验等检查主要诊断是否存在其他病因造成头痛、脑梗死。

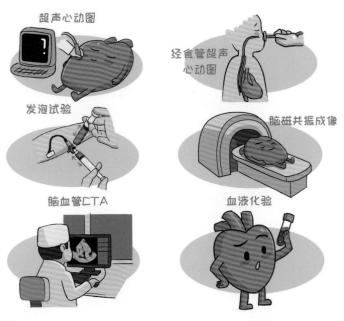

超声心动图

经食管超声
心动图

发泡试验

脑磁共振成像

脑血管CTA

血液化验

⑥ 卵圆孔未闭如何治疗？

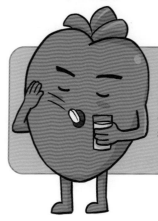

无症状人群，无须治疗；如症状轻微，可药物对症治疗，但药物治疗无法闭合卵圆孔。

① 口服药物治疗

② 经导管卵圆孔未闭封堵术

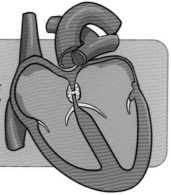

如症状严重，可考虑行卵圆孔未闭封堵术（介入手术）。

117

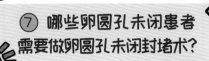

⑦ 哪些卵圆孔未闭患者
需要做卵圆孔未闭封堵术？

　　偏头痛症状明显，严重影响生活质量，药物治疗效果不佳，且未找到其他病因，考虑与卵圆孔未闭相关，求治意愿强烈者，可考虑介入手术治疗。

　　脑梗死，考虑与卵圆孔未闭相关者，可考虑介入手术治疗。还有些特殊职业人群，如潜水员、飞机驾驶员等，也建议封闭未闭卵圆孔。

　　请在专业医师的指导下选择个体化治疗方案。

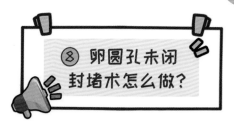

⑧ 卵圆孔未闭
封堵术怎么做？

① 从大腿根部穿刺进入血管，沿血管送一根细长导丝通过卵圆孔未闭处，沿着导丝送入封堵器。

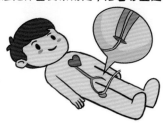

② 封堵器呈双伞状，两个"伞面"由一个细细的"伞柄"相连，我们将"伞柄"穿过卵圆孔，将两个"伞面"分别展开固定在卵圆孔的两端即可。经过半年的恢复，封堵器会慢慢被自身组织覆盖，卵圆孔便不复存在。

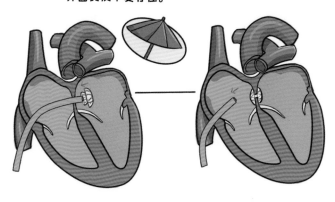

119

⑨ 卵圆孔未闭封堵术的效果怎么样?

卵圆孔未闭封堵术安全性非常高,对有适应证的卵圆孔未闭相关性头痛70%以上有效,表现为头痛发作频率明显降低,疼痛持续时间明显缩短,部分患者头痛完全消失。

⑩ 卵圆孔未闭封堵术后
注意事项

术后规律服用抗栓药物约半年，不可自行停药。术后规律复查，主要是超声心动图检查。术后注意穿刺伤口的恢复，1个月内尽量避免剧烈运动，1个月后可逐步增加运动量。

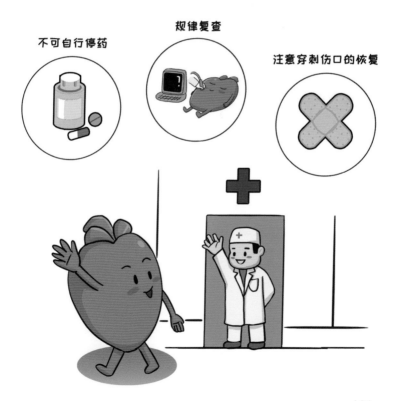

不可自行停药　　规律复查　　注意穿刺伤口的恢复

⑪ 卵圆孔未闭的
患者故事

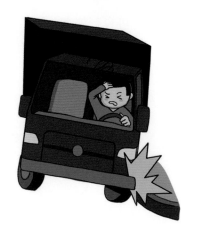

小张是一名年轻卡车货运司机，某个长途运输的夜晚，小张在红绿灯前启动货车，突然觉得天旋地转、眼前发黑，无法控制车辆，直接撞到路缘石。

小张被紧急送到医院急诊，脑磁共振成像显示25岁的他出现了急性脑梗死，是他这次出车祸的主要原因，但更让他感到惊讶的是，磁共振成像结果表明这并不是他第一次脑梗死，他的脑袋里已经反反复复出现了很多次脑梗死。

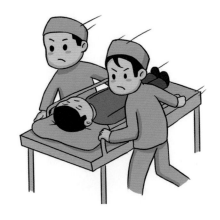

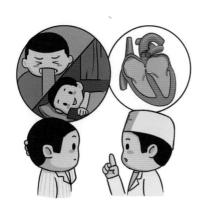

倍感困惑的小张怎么也想不明白自己这么年轻怎么会出现多次脑梗死，这次一定要问清楚。医师追问小张："这些年是否有经常发作的偏头痛？"小张答："确实有，疼起来甚至有过恶心、呕吐，但是并没有当回事儿，只觉得是手机玩多了、熬夜熬久了的正常反应。"接着医师又让小张做了血管和心脏等一系列检查，小张的颈部及脑部血管一切正常，没有任何问题，最后发现导致这一切的元凶竟是心脏里一个先天没有闭合的小眼——卵圆孔。

卵圆孔未闭是指本应在婴儿出生后闭合的卵圆孔没有正常闭合，在左、右心房之间残留了一个潜在的裂隙，该病极为常见，发生率约25%。

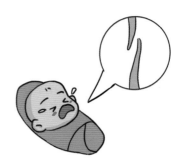

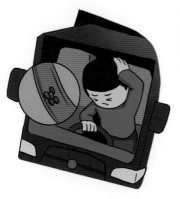

正常生理情况下，左心房压力高于右心房，卵圆孔不开放，房水平不产生异常分流；而当人体行类似瓦尔萨尔瓦动作（Valsalva maneuver）时，右心房压力一过性高于左心房，卵圆孔则会开放并形成右向左分流。有学说认为，一些右心系统的微小栓子直接进入左心循环形成微小的"反常栓塞"即会导致偏头痛，频繁严重者即会导致脑梗死。而小张作为货运司机，工作性质使其久坐久站，静脉系统更容易形成小血栓，因此更容易出现脑梗死。

发现卵圆孔未闭不用焦虑，这是一种极为常见的先天性心脏病，在静息状态下也无明显的血流动力学意义，多数可以保守观察。但是对于明确卵圆孔未闭相关的脑梗死患者则主张积极治疗，治疗的主要目的是预防由于明确右向左分流导致的心源性脑卒中。治疗的主要手段是通过介入封堵方式在卵圆孔处植入一个伞状封堵器，闭合异常通道，隔绝分流，手术创伤小，时间短，恢复时间快，无须终身服用口服药物。最后小张选择了该方案，仅用1天的时间完成了治疗并顺利出院。

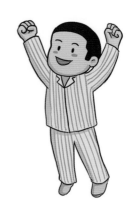

⑫ 卵圆孔未闭的
常见问题答疑

为什么我常规检查，一直未发现卵圆孔未闭？

超声心动图是检查卵圆孔未闭的最有效手段，但卵圆孔是间歇性开放的，还限于超声心动图的声窗质量，常规检查有时难以发现；发泡实验有很好的诊断价值，但不是常规的检查手段。

我的头痛是卵圆孔未闭引起的吗？

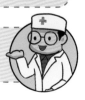

头痛的原因很多，卵圆孔未闭是原因之一，但并非所有头痛都是卵圆孔未闭导致的。

小孩的卵圆孔未闭，什么时候是最佳的手术时间？

卵圆孔未闭几乎不会影响心脏的功能，只有在卵圆孔未闭相关的头痛和脑栓塞的情况下才推荐手术治疗，小孩尤其不推荐手术治疗。

刚诊断为卵圆孔未闭，为什么以前没有任何症状？

卵圆孔未闭不会影响心脏功能，也几乎不会导致心脏的相关症状；卵圆孔未闭导致的头痛和脑栓塞也是偶尔有微栓子机会性进入大脑导致的。

我有卵圆孔未闭，会遗传给孩子吗？

卵圆孔是母体给胎儿提供营养的通道，出生后关闭，约 25% 的人群没有关闭称为卵圆孔未闭，目前没有充分证据证明卵圆孔未闭会遗传。

右心声学造影才能发现小的卵圆孔未闭，正常人是否需要常规体检该项？

卵圆孔未闭人群发生率约25%，不会影响心脏功能，也无心脏相关性风险，只有出现头痛和脑栓塞才有临床意义，所以不需常规检查。

做完卵圆孔未闭封堵术，头痛、脑梗死症状是否不会再发作了？

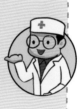

首先，即使您的头痛是卵圆孔未闭引起的，封堵术后仍然需要3个月到2年的时间内皮化使卵圆孔无分流，所以封堵术后症状是逐渐减轻而不是立即完全消失；其次，引起头痛和脑梗死的原因很多，介入手术解决的是卵圆孔未闭相关的头痛，如果其他原因没有解决，头痛和脑梗死仍然可能找上门。

卵圆孔封堵器，以后不想要了能否取出？

不能。目前市面上大部分的封堵器是合金的，封堵后无法通过常规途径取出，不过可吸收的封堵器可以解决这一问题。

放了卵圆孔封堵器，是否以后不能活动了？

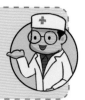

不是。卵圆孔封堵器在封堵后短期内的确有脱落风险（概率很低），而且大腿根部穿刺点未完全愈合，需要限制一定的运动；但当封堵器被自身组织覆盖、穿刺点完全愈合后，运动量可以恢复正常状态。

放了卵圆孔封堵器后可以做磁共振成像检查吗？

可以。目前卵圆孔封堵器是合金的，可以耐受3.0T磁共振成像检查。当然，为了进一步降低风险，尽量在半年后检查，而且为避免发热灼伤心脏，磁共振成像检查不要聚焦于封堵器。

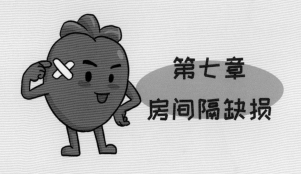

第七章

房间隔缺损

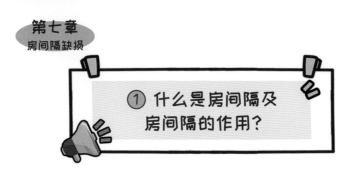

① 什么是房间隔及
房间隔的作用?

人的心脏有左、右两个心房,相邻在一起,左心房用来储存动脉血,为血液进入左心室做准备;右心房储存静脉血,为进入右心室做准备。正常情况下,动脉血和静脉血不能混在一起,房间隔就是这两个心房之间的"一道墙",将动脉血和静脉血分开。

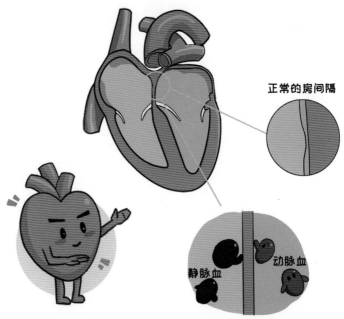

正常的房间隔

静脉血　动脉血

将动脉血和静脉血分开

② 什么是房间隔
缺损?

房间隔缺损就是因为先天发育不良,房间隔上残留一个或多个孔,导致左心房的动脉血流向右心房,使右心室血液过多,同时左心室血液减少。

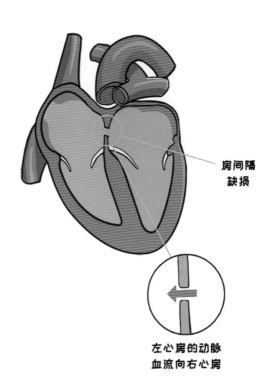

房间隔
缺损

左心房的动脉
血流向右心房

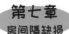

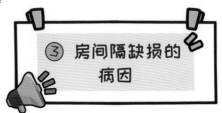

③ 房间隔缺损的
病因

心脏发育过程中，房间隔是逐步"长成"的，在生长过程中残留的孔就形成房间隔缺损。

心脏的发育过程

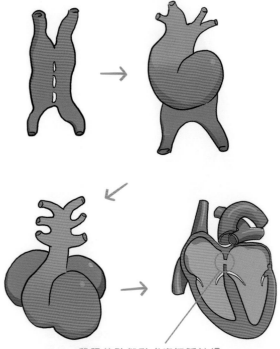

残留的孔就形成房间隔缺损

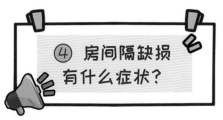

④ 房间隔缺损
有什么症状？

　　小的房间隔缺损常终身无症状，医师也听不见心脏杂音，因体检超声心动图才发现；较大的房间隔缺损早期也没有症状，但体检时医师听诊可以发现心脏杂音，大部分房间隔缺损都可以通过超声心动图发现。房间隔缺损会缓慢地损害心脏，不易发觉，长期不治疗的房间隔缺损逐渐出现肺动脉高压，才会导致心慌、胸闷、活动耐量下降、口唇发绀等严重症状，长期被忽视的房间隔缺损往往会让患者失去手术机会。

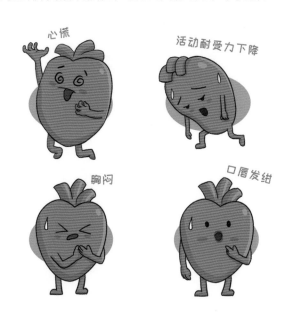

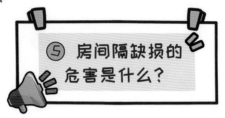

⑤ 房间隔缺损的危害是什么？

　　房间隔缺损使左、右心房的血液相交通，使一部分本该被输送至各个器官的富含氧气的血液再次回到肺部交换氧气，在做了无用功的同时加重了右心肺动脉的负担，且减少了各个器官的供氧，这势必会影响心脏正常的功能，大多数患者在疾病初期由于心脏的自身调节能力，不会表现出明显的症状，所以容易被忽视。等疾病发展至晚期，心脏和肺动脉会受到非常严重的影响，出现心力衰竭和肺动脉高压心律失常等相关症状，大大影响患者的寿命。

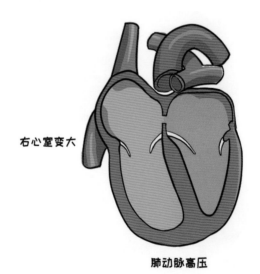

右心室变大

肺动脉高压

⑥ 房间隔缺损需要做哪些检查？

医师体检、听诊、经胸超声心动图可以确诊和测量房间隔缺损大小，复杂的房间隔缺损需要行经食管超声心动图检查，合并肺动脉高压患者需要抽血检查、血气分析、右心导管检查。

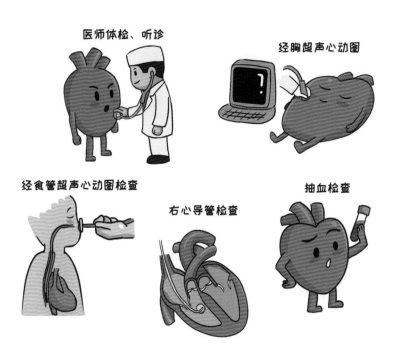

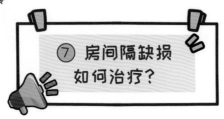

⑦ 房间隔缺损
如何治疗？

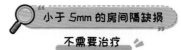

小于 5mm 的房间隔缺损

不需要治疗

5 ~ 30mm 的房间隔缺损

经导管介入封堵术

① 从大腿根部穿刺进入血管，在导丝的指引下沿血管将封堵器送至房间隔缺损处。

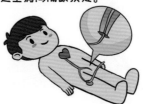

② 封堵器与卵圆孔未闭封堵器相似，只是"伞柄"更粗，将两个"伞面"分别展开固定在房间隔的两侧。

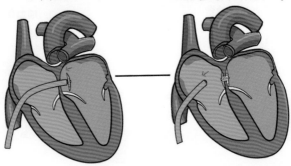

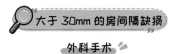

大于 30mm 的房间隔缺损

外科手术

① 开胸，体外循环支持。

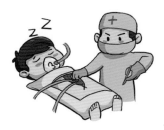

② 打开心脏，根据情况直接缝合缺损部位或在缺损部位使用补片缝合。

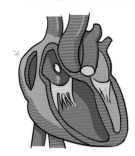

③ 缝合心脏，缝合伤口。

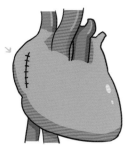

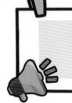

⑧ 外科治疗与介入治疗的优缺点

外科治疗

优点

- 可以治疗大房间隔缺损，无残端的房间隔缺损以及各类型的房间隔缺损
- 可以同时处理多种需要心脏外科手术的情况
- 无金属植入物留置于心脏内

缺点

创伤大，需要全身麻醉和体外循环，心脏留有瘢痕，体表留有巨大瘢痕，影响美观；易导致心房扑动、房性心动过速等心律失常，需要再次治疗

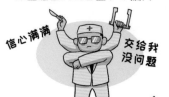

信心满满 交给我没问题

心律失常 伤口大

介入治疗

优点

创伤小，恢复快，只需要局部麻醉即可完成手术，费用低，不留存心脏瘢痕，一般不导致心律失常

缺点

- 一般只能封堵中央型房间隔缺损，且直径小于 30mm，残端边缘大于 5mm
- 有金属补片残留

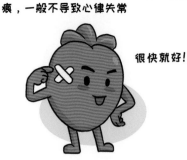

很快就好！

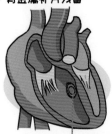

封堵器边缘太小卡不住

⑨ 房间隔缺损的
治疗时机

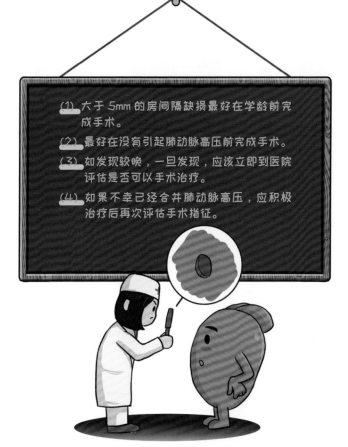

(1) 大于 5mm 的房间隔缺损最好在学龄前完成手术。

(2) 最好在没有引起肺动脉高压前完成手术。

(3) 如发现较晚，一旦发现，应该立即到医院评估是否可以手术治疗。

(4) 如果不幸已经合并肺动脉高压，应积极治疗后再次评估手术指征。

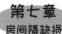
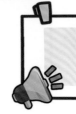

⑩ 房间隔缺损介入治疗后注意事项

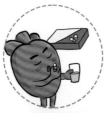

（1）口服抗凝或抗血小板药物6个月

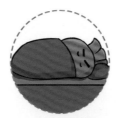

（2）1个月内避免剧烈运动

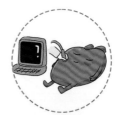

（3）定期复查超声心动图

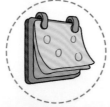

（4）术前有肺动脉高压患者定期行超声心动图测量肺动脉压

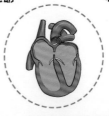

（5）术前有肺动脉高压的患者继续降肺动脉压治疗

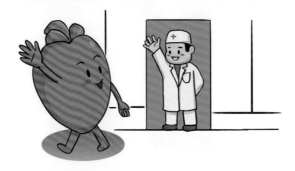

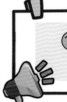

⑪ 房间隔缺损的常见
问题答疑

房间隔缺损和卵圆孔未闭，症状上有什么不同？

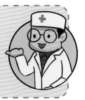

房间隔缺损较大，有较多的血液从左心房分流到右心房，会引起血流动力学的改变；而卵圆孔未闭血液分流量极少，不会引起血流动力学的改变，也对心脏无害。

房间隔缺损，随着年龄增长和心脏增大，缺损会越来越大吗？

年龄和心脏的增大是房间隔的增大，本身就比较小的房间隔缺损一般不会随年龄增长而增大，而大的缺损会变大呦！

房间隔缺损遗传吗？

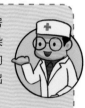

　　有一定遗传倾向，但不完全遗传。若父母双方有房间隔缺损，孩子发病率会增加；若是存在妊娠期间感染导致孩子房间隔不能完全融合的可能性，这种情况下的缺损一般不遗传。但房间隔缺损与海拔有关，高海拔出生的孩子房间隔缺损发病率较高。

　　房间隔缺损，是选择介入还是手术封堵？各有什么优缺点？何时是最佳手术时机？

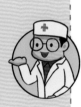

　　房间隔缺损是常见的先天性心脏病，介入封堵术和外科手术均非常成熟，介入手术创伤小、不留瘢痕，应该作为治疗的首选；但直径超过 30mm 的房间隔缺损不宜进行介入封堵术，应该选择外科手术；另外，缺损小于 5mm 的房间隔缺损无须治疗。发现房间隔缺损后，年龄过小手术风险较大，过晚治疗可能会出现肺动脉高压，所以学龄前是比较好的手术时机。

房间隔缺损手术后可以生育吗？

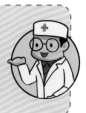

身体恢复好的患者一般不会影响生育，对胎儿发育无明显影响，也不会对自身产生大的风险。术后伴随后遗症，如呼吸困难、心慌等，不建议生育，否则可能会影响胎儿的氧气供应，并且对自己的身体影响也比较大。建议在医师指导下备孕。

介入封堵手术的封堵器会掉吗？

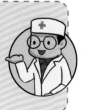

介入封堵手术的封堵器通常不容易脱落、移位，较大的房间隔缺损封堵器脱落风险较高，但在手术后的3个月之内都没有出现脱落、移位的情况，那么这封堵器就完全与人体融为一体，基本上患者的正常活动均不会导致封堵器脱落和移位。

介入封堵器可以取出来吗？

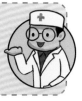

单纯从技术上说，封堵器是可以取出的，但取出过程风险比较大，封堵器在3个月之后会被心脏的内皮细胞所包裹，作为心脏的一部分，如果不是特殊原因，是不可以取出来的。

介入封堵器会发生排斥反应吗?

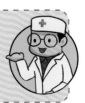

不会。常用的封堵器由镍钛记忆合金丝编织而成,并在内部覆盖高分子材料薄膜。这两种材料都具有良好的生物相容性,能够与我们的免疫系统和平共处,因此并不会发生排斥反应,更不需要终身服药治疗。

封堵器留体内对人体有影响吗?

没有。封堵器主要是隔断房间隔的异常通路,对患者身体不会有太大的影响,除了残留体内金属物以外,也不会出现并发症。

已经出现肺动脉高压了,还可以介入治疗吗?风险及预后怎么样?

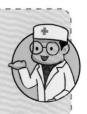

肺动脉高压是房间隔缺损常见也是严重的并发症,常是过晚手术治疗导致的后果,如果出现重度肺动脉高压,而且房间隔缺损血液右向左分流,需要治疗肺动脉高压,待控制后再评估能否手术治疗;肺动脉压升高介入治疗风险越高,预后越差。

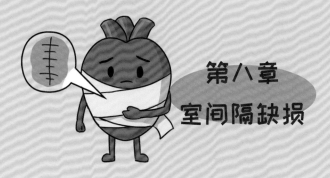

第八章

室间隔缺损

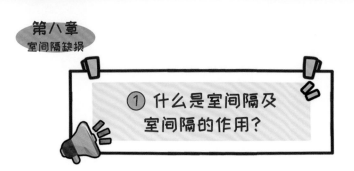

① 什么是室间隔及
室间隔的作用？

　　人体有两个心室——左心室和右心室，左心室用来泵动脉血到达全身；右心室用来泵静脉血到达肺。两心室是"邻居"，中间那道"墙"就是室间隔。

　　室间隔用来分隔两心室的同时，具有非常重要的收缩功能，帮助左、右心室泵血，同时也是心脏传导系统的一部分。

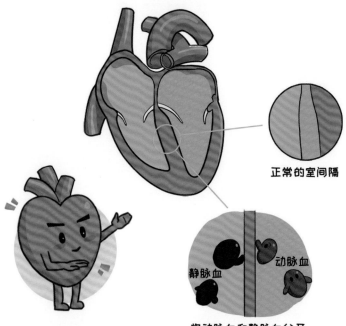

正常的室间隔

静脉血　　动脉血

将动脉血和静脉血分开

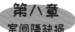
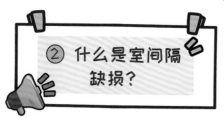

② 什么是室间隔
缺损？

　　室间隔缺损是室间隔因组织缺损而引起的左、右心室间血流交通的一种先天性心脏畸形。

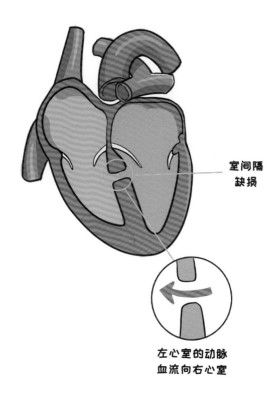

室间隔
缺损

左心室的动脉
血流向右心室

③ 室间隔缺损的
病因

室间隔缺损的病因是室间隔在胚胎发育过程中出现异常，有一些与遗传性疾病相关，可能合并其他先天畸形。

心脏的发育过程

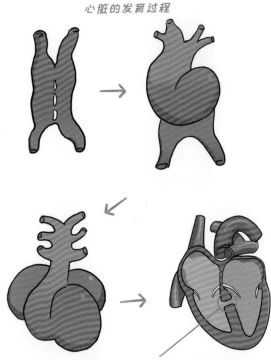

残留的孔就形成室间隔缺损

④ 室间隔缺损
有什么症状?

缺损小的儿童可无任何症状，生长发育不受影响，缺损大的可影响生长发育。疾病晚期会出现活动后胸闷、无法平卧、呼吸困难、口唇发绀等症状。相比于房间隔缺损，室间隔缺损对心脏的影响更大，症状也更为明显。未经治疗的室间隔缺损存在导致感染性心内膜炎的风险，因此一旦发生，要及时治疗。另外，做牙根部治疗或胃镜、肠镜等侵入性检查或治疗，最好提前告诉医生，应用预防性抗生素。

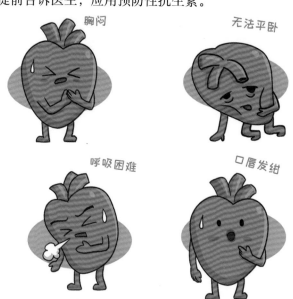

胸闷　　无法平卧　　呼吸困难　　口唇发绀

⑤ 室间隔缺损的危害
是什么?

室间隔缺损使左、右心室的血液相交通,使一部分本该被输送至各个器官的富含氧气的血液再次回到肺部交换氧气,在做了无用功的同时加重了肺动脉及两个心室的负担,且减少了各个器官的供氧。疾病末期会出现胸闷、呼吸困难,乏力,水肿,发绀等相关症状。相比于房间隔缺损,室间隔缺损对心脏和肺动脉的影响更大,疾病进展也更快,对患者寿命影响也更大。

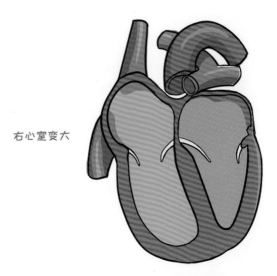

右心室变大

肺动脉高压

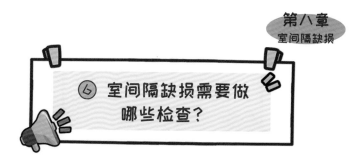

6 室间隔缺损需要做
哪些检查?

经胸超声心动图是诊断室间隔缺损的"金标准"之一,可评估缺损的部位、大小、与周围组织的关系等情况。

经食管超声心动图也可评估房间隔缺损的部位、大小、与周围组织的关系。

心电图、胸部X线、心脏磁共振成像等检查可以从多个角度协助判断室间隔缺损的情况及对心脏的影响程度。

右心导管检查是一种有创检查,可以评估室间隔缺损对心脏及肺动脉的影响程度,协助判断有无手术指征。

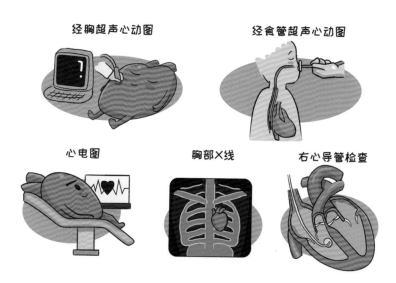

经胸超声心动图 经食管超声心动图

心电图 胸部X线 右心导管检查

⑦ 室间隔缺损
如何治疗？

药物治疗无法根治室间隔缺损，只能治疗室间隔缺损所致的心力衰竭、肺动脉高压等并发症。手术治疗是根治室间隔缺损的唯一途径。目前手术分为介入封堵和外科开胸修补两种。

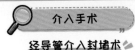
介入手术

经导管介入封堵术

① 从大腿根部穿刺进入血管（股动脉），将长导丝从左心室通过缺损部位到达右心室。

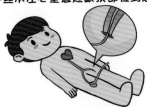

② 穿刺大腿根部（股静脉），送导管与长导丝汇合，将导丝拉出体外，建立"股动脉—左心室—缺损—右心室—股静脉"的轨道；沿"轨道"送封堵器至缺损处，封堵器呈"双伞"形，将两个"伞面"分别展开固定在室间隔的两侧。

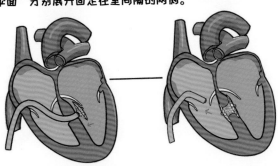

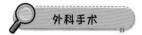

外科手术

① 开胸，体外循环支持，切开心脏，在缺损部位直接缝合或使用补片缝合（打补丁）。

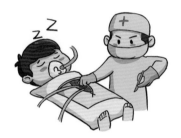

② 打开心脏，根据情况直接缝合缺损部位或在缺损部位使用补片缝合。

③ 缝合心脏，缝合伤口。

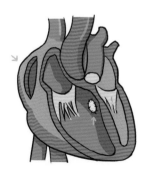

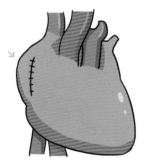

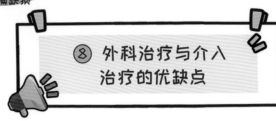

⑧ 外科治疗与介入
治疗的优缺点

外科治疗

优点

可以治疗几乎所有类型的室间隔缺损，适用性广

信心满满

交给我没问题

缺点

创伤大，恢复慢，恢复时间长，心脏瘢痕容易导致心律失常

心律失常

伤口大

介入治疗

优点

介入手术伤口仅针眼大小，创伤小，恢复时间短

很快就好！

缺点

- 较大和非中央型室间隔缺损不适宜做
- 有金属补片残留

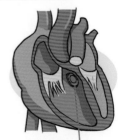

封堵器边缘太小卡不住

⑨ 室间隔缺损的
治疗时机

对于缺损很小（<3mm）且没有任何症状的缺损，严密观察以决定手术时机。显著的缺损（引起心肺相关检查指标的改变或出现心力衰竭症状等）达到手术指征的患者，均建议尽早手术干预。

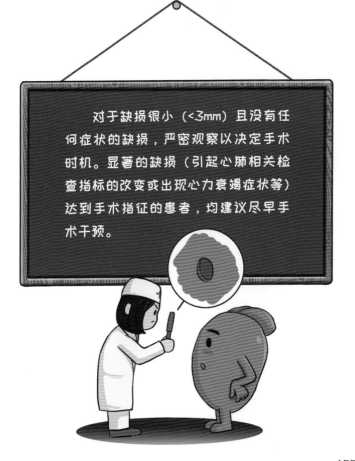

⑩ 室间隔缺损介入
治疗后注意事项

室间隔缺损封堵术后规律服用抗栓药物约半年，不可自行停药。术后规律复查心电图、超声心动图、胸部 X 线等。术后注意穿刺伤口的恢复。

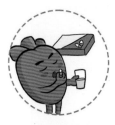

规律服用抗栓药物约半年

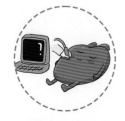

规律复查心电图、超声心动图、胸部 X 线等

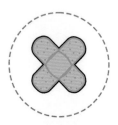

注意穿刺伤口

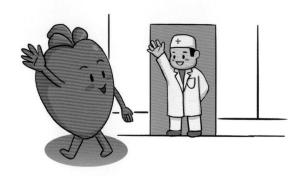

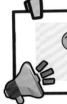

**⑪ 室间隔缺损的常见
问题答疑**

室间隔缺损遗传吗?

先天性室间隔缺损不是遗传性疾病，不会遗传下一代。先天性室间隔缺损属于先天性心脏病的一种，一般认为与女性妊娠时服用药物，或与病毒感染、环境污染、射线辐射等外部因素有关。

室间隔缺损会随着年龄增长，缺损变大吗?

随着年龄的增长，患儿的心脏会随着体重增大，原本就小的室间隔缺损一般不增大，甚至有自然闭合的可能，大的室间隔缺损会增大。

既然这个病从小就有，为什么没有症状呢？

如果宝宝室间隔缺损的直径相对较小，分流较小，全身不会有太明显的症状，也不会对宝宝的生长发育产生太大影响。然而，偶尔可能会有感冒或肺炎，只有在体检后才能发现。

我检查出了室间隔缺损，目前没有症状，能否观察，等有症状了再手术治疗？

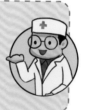

由于心脏的代偿能力，室间隔缺损没有出现肺动脉高压或者右心衰竭之前症状轻微或者无症状，待症状出现时大部分肺动脉高压等并发症已经出现，部分患者丧失手术治愈的机会，建议尽早到医院请专科医师协助评估手术时机，如达到手术指征，建议尽早治疗。

室间隔缺损介入有哪些风险？可以完全避免吗？

室间隔缺损介入手术的主要风险是残余漏、房室传导阻滞、封堵器脱落等，发生率非常低，但不能完全避免，当然即使出现并发症，医师也会采取补救措施。

室间隔介入治疗后影响生育吗?

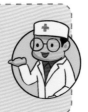

室间隔缺损手术以后,是不影响怀孕,也不会影响分娩的。手术以后可以像一个健康人一样生活。但是手术以后怀孕也需要很谨慎,部分患者手术进行比较晚,术后恢复较慢,还没有达到正常的水平,在妊娠晚期随着右心负荷的加重,会引起明显右心功能不全的表现。

放了室间隔封堵器后可以做磁共振成像检查吗?

可以。目前室间隔封堵器是合金的,可以耐受3.0T 磁共振成像检查。当然,为了进一步降低风险,尽量在 3 个月后检查,并且磁场不要聚焦到心脏。

既然介入治疗无法保证 100% 封堵,为何有些医师仍然建议介入治疗?

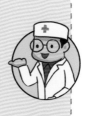

目前尚无指南或者专家共识统计室间隔缺损手术成功率数据,根据临床统计,单纯室间隔缺损手术成功率可达 95% 以上。对于有些缺损,只有尝试后才知道能否成功,且介入封堵创伤小、恢复快,即使封堵不成,对患者的影响也较小,可以回收封堵器,仍然不影响外科手术;如果尝试成功,则可以避免开胸手术。

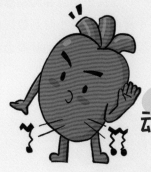

第九章

动脉导管未闭

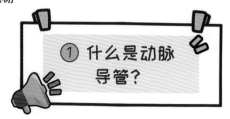

① 什么是动脉导管？

　　动脉导管是胎儿时期不可或缺的、连接主动脉和肺动脉的正常血流通道。一般情况下，动脉导管在出生数小时到数周内闭合。若未闭合，则称为动脉导管未闭，主动脉的动脉血会经过动脉导管直接到达肺动脉。

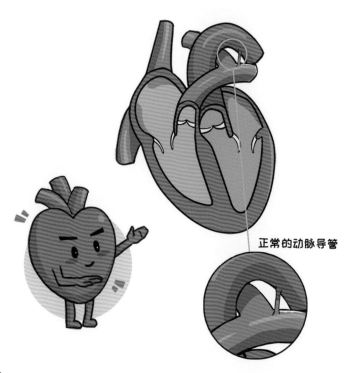

正常的动脉导管

② 动脉导管
未闭的病因

环境因素

早产

低氧

O_2

O_2

母亲怀孕早
期病毒感染

动脉导管未闭的病因尚不明确，可能与母亲怀孕期间的环境因素、遗传因素相关，比如早产、母亲怀孕早期病毒感染等，在高原地区动脉导管未闭的发生率远高于平原地区。

遗传因素

染色体异常

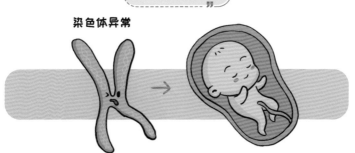

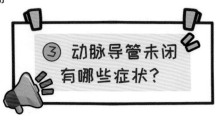

③ 动脉导管未闭
有哪些症状？

动脉导管未闭的缺损大小对心脏影响不一样

小的动脉导管未闭通常没有症状，常是体检时发现杂音，或因其他疾病进行超声心动图或者CT检查时发现。

心脏杂音

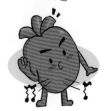

中型动脉导管未闭可表现为小儿喂养困难、呼吸困难、哭吵（闹）时发绀、生长发育迟缓等。

喂养困难 呼吸困难

哭吵时发绀 生长发育迟缓

大型动脉导管未闭可在出生数周内发生心力衰竭、呼吸急促等。晚期发展为重度肺动脉高压，危及生命。

心力衰竭 呼吸急促

肺动脉高压

成年人的动脉导管未闭常表现为心脏杂音、胸闷、活动耐量下降；严重者出现肺动脉高压、下肢发绀、杵状指等。

心脏杂音 胸闷 活动耐量下降

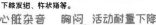

肺动脉高压 发绀 杵状指

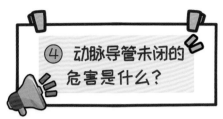

④ 动脉导管未闭的危害是什么？

动脉导管未闭可以导致心力衰竭，肺动脉高压、艾森门格综合征，出现严重的呼吸困难，严重影响生活质量，甚至危及生命；有的动脉导管未闭未经治疗，因感染发生感染性心内膜炎，导致治疗非常困难。

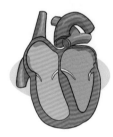
肺动脉高压

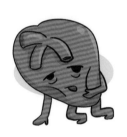
心力衰竭

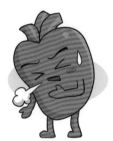
呼吸困难

⑤ 动脉导管未闭应该
做哪些检查？

超声心动图可以确诊动脉导管未闭，如果听诊有心脏杂音，即可行超声心动图，明确诊断疾病，其他如心电图、胸部 X 线、右心导管检查作为术前检查非常有必要；对于复杂的动脉导管未闭，心脏 CT 和磁共振成像可以指导治疗。

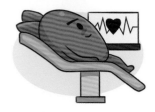

心电图
可看出是否合并心律失常

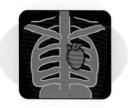

胸部X线

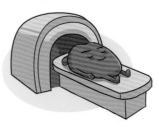

心脏CT和磁共振

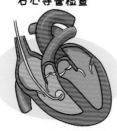

右心导管检查

6 动脉导管未闭
如何治疗?

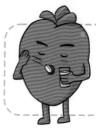

药物治疗
　　对于早产的宝宝,如果发现动脉导管未闭,可以尝试用药物来闭合,比如布洛芬;但如果出生3个月,动脉导管未闭仍存在,则需要手术治疗。

手术治疗可分为外科开胸结扎手术和内科微创介入封堵手术

① 介入治疗是应用心导管技术,即穿刺股静脉。

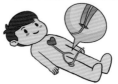

② 通过导管将封堵器送至动脉导管未闭处,使通道完全闭锁。

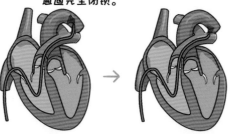

外科手术开胸的情况下,直视下结扎、切断缝合或者补片缝合异常通道,使得肺动脉和主动脉不再相通。

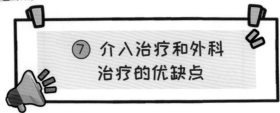

⑦ 介入治疗和外科
治疗的优缺点

外科治疗

优点

可以同时处理多种需要外科处
理的心脏疾病

缺点

创伤大，恢复慢，费用
高，手术风险大，胸前
留有较大瘢痕

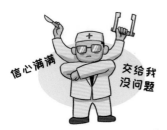

信心满满　交给我
没问题

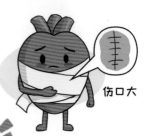

伤口大

介入治疗

优点

创伤小，恢复快，费用低，不
留瘢痕，为首选治疗方法

缺点

- 过大的动脉导管未闭
  不能介入治疗
- 留有金属封堵器

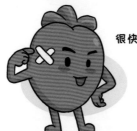

很快就好!

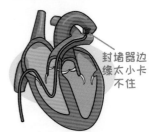

封堵器边
缘太小卡
不住

⑧ 动脉导管未闭的
治疗时机

动脉导管未闭患者一旦诊断，均应积极接受手术治疗，最佳手术年龄为3～6岁，但在婴幼儿时期，若出现反复呼吸道感染、生长发育受限、心力衰竭、肺动脉高压，则应及早手术。

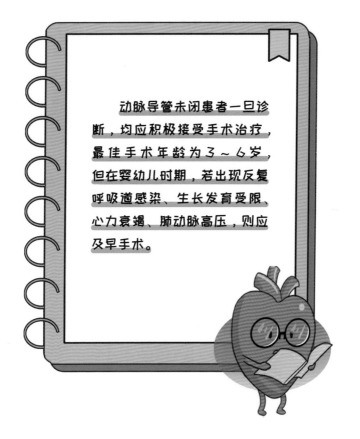

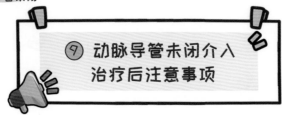

⑨ 动脉导管未闭介入
治疗后注意事项

介入手术后需要卧床 12～24 小时，避免穿刺部位出血。

术后 3～4 天穿刺部位可愈合，但 1 周内避免过度活动走路，重体力劳动及剧烈运动建议术后 3 个月以后进行，避免封堵器脱落。

饮食上无特殊禁忌，一般回病房即可进食，如全身麻醉下手术，术后饮食、饮水需听从麻醉师建议。

3～4
天愈合→

正常情况下术后无须长期药物治疗，但如果合并肺动脉高压、心功能不全、心律失常等情况，则需要听从医师建议坚持正规药物治疗。

一般情况下术后 3 个月复查超声心动图，无须其他特殊检查。

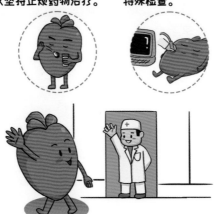

⑩ 动脉导管未闭的常见问题答疑

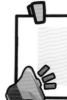

动脉导管未闭的症状有哪些？怎么尽快发现动脉导管未闭？

动脉导管未闭的症状在婴幼儿主要表现为发育迟缓、易患肺炎等，成年人主要表现为心悸、胸闷、呼吸困难等。动脉导管未闭一般有非常明显的心脏杂音，医师很容易通过听诊诊断，超声检查是确诊的最佳方法。

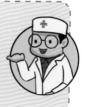

动脉导管未闭治疗的最佳时机？

动脉导管未闭对心脏的血流动力学影响非常大，介入手术治疗技术非常成熟，并发症少，效果好，所以动脉导管未闭一旦发现，应立即考虑介入手术治疗。

动脉导管未闭外科和介入手术治疗的优缺点有哪些?

动脉导管未闭介入手术成熟、可靠、效果好,一般不选择外科治疗,但部分巨大的窗型、合并感染性心内膜炎有赘生物的动脉导管未闭不宜行介入封堵术,可选择外科手术治疗。

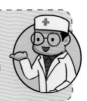

动脉导管未闭介入手术的成功率有多高?

手术的成功率高达 95% 以上,极少数手术不成功患者常是因为复杂的结构和多种心脏畸形。

动脉导管未闭介入治疗的风险有哪些?

动脉导管未闭介入治疗风险极低,但仍存在,包括心内膜炎、器械脱落造成的血管栓塞、残余漏、溶血等。

目前该介入治疗主要应用哪些器械？

蘑菇伞封堵器和弹簧圈是迄今为止国内外使用最广泛的动脉导管未闭的封堵装置，这两者更倾向于封堵中小型动脉导管未闭。

肺动脉导管未闭介入治疗的封堵装置容易脱落吗？

肺动脉导管未闭绝大部分应用蘑菇伞封堵器，极少部分应用弹簧圈封堵，都有数十年的使用经验，不容易脱落。

动脉导管未闭介入术后，还需要药物治疗吗？

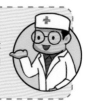

动脉导管未闭介入术后，一般不需要抗栓治疗，除非患者已合并心房颤动等心律失常；但动脉导管未闭导致的肺动脉高压及心功能不全需要较长时间的药物治疗。

动脉导管未闭介入术后，生长发育可以恢复到正常吗？

动脉导管未闭对婴幼儿的影响是生长发育迟缓，如果不存在其他先天性心脏病，术后可以恢复正常生长发育。

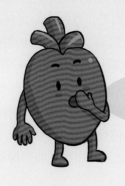

第十章
左心耳

① 什么是
左心耳？

　　心耳，就是心脏左、右心房各突出向前的一个耳形囊袋结构，是心房的一部分，从心脏正面看，这两个心房向外突出的部分很像心脏的两只耳朵，因此得名"心耳"；其整体外观为入口窄、囊袋宽、呈倒挂圆锥体状的盲端结构——形似草莓，是一个末端结构。心耳根据其依附的心房不同，分为左心耳和右心耳。左心耳就是左心房向左侧凸出的小囊袋；右心耳是右心房向右侧凸出的小囊袋；心耳内壁粗糙、不光滑，分布着隧道状的梳状肌，心耳是人体在进化过程中出现的一种退化器官。

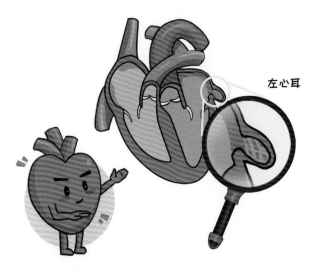

左心耳

② 左心耳的
作用

正常心律下，左心耳有收缩和舒张功能，心耳内部的血液是流动的，起到一部分缓冲左心房容量负荷的作用。

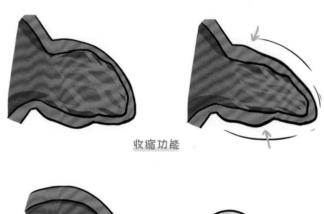

收缩功能

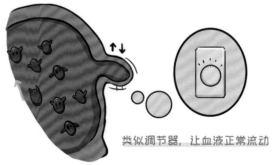

类似调节器，让血液正常流动

177

③ 为什么心房颤动患者
容易发生左心耳血栓？

心房颤动时，左心耳失去了收缩和舒张能力，成为心房的"角落"，内部血液不流动，同时左心耳内部是粗糙表面，所以成为血栓的"温床"。

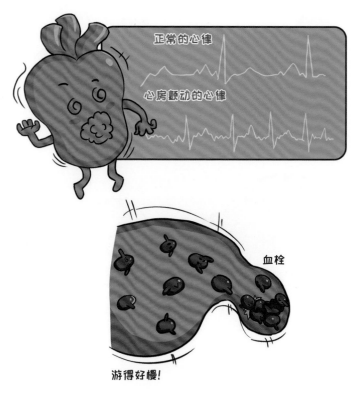

正常的心律

心房颤动的心律

血栓

游得好慢！

④ 左心耳血栓
有什么危害？

　　患者心房颤动时，左心耳非常容易形成血栓。这种血栓往往比较大，随着心脏的搏动，血栓会从左心耳中脱落进入血流，这个血栓团块在动脉血中"漂流"，漂到哪个器官就会导致该器官栓塞，器官局部就会出现缺血坏死；最常见的就是"漂流"到脑血管，导致脑栓塞。总结起来就是：心房颤动→左心房停止规律性搏动→左心耳血流淤滞→左心耳形成血栓→血栓脱落进入血流→漂流到脑血管→脑栓塞。

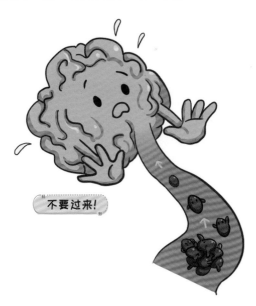

"不要过来！"

⑤ 预防和治疗左心耳
血栓有哪些方法？

	优点	缺点
抗血栓药物	● 费用低 ● 简单	● 效率低，只能预防约70%血栓事件 ● 长期口服抗凝药物需要经常复查，难坚持 ● 药量小时容易血栓，超量时容易出血 ● 合并其他疾病治疗时受到限制

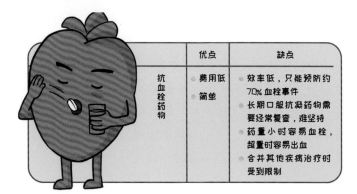

	优点	缺点
左心耳封堵术	● 效率高，可以减少90%以上血栓事件 ● 可以避免抗凝药物使用 ● 手术成功率高，微创	● 费用高 ● 需要手术治疗

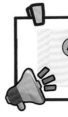

6 哪些患者需要进行
左心耳封堵术？

适合左心耳封堵术	不推荐左心耳封堵术
● 不能长期使用抗凝药物 ● 不愿意长期接受抗凝 　药物 ● 存在高出血风险	● 经食管超声心动图或心脏 　CT 发现左心房或左心耳 　已有血栓者 ● 心功能太差者（射血分数 　<30% 或 Ⅳ 级心功能） ● 左心耳太大或结构复杂， 　无合适封堵器者 ● 心包有大量积液者 ● 瓣膜性心脏病、先天性心 　脏病或心脏换瓣膜手术后 ● 新近脑卒中不适宜抗凝者 ● 预期生存1年以内者

　　传统的抗凝药物和左心耳封堵术都是预防心房颤动患者血栓的治疗方法，若不能长期使用抗凝药物，或不愿意长期接受抗凝药物，或存在高出血风险，均可考虑通过左心耳封堵术预防心房颤动引发的脑卒中。但经食管超声心动图或心脏 CT 发现左心房或左心耳已有血栓者；心功能太差者（射血分数 <30% 或 Ⅳ 心功能）；左心耳太大或结构复杂，无合适封堵器者；心包有大量积液者；瓣膜性心脏病、先天性心脏病或心脏换瓣膜手术后；新近脑卒中不适宜抗凝者；预期生存1年以内者，这类患者不能做左心耳封堵术。

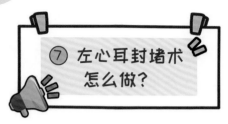

⑦ 左心耳封堵术
怎么做？

医师手术前会给患者做超声心动图和心脏CT检查，精确测量左心耳的尺寸和形状特点，选择合适的左心耳封堵器。

① 在手术中，穿刺股静脉，从股静脉送一管道到达左心耳内；在体外将选择的左心耳封堵器压缩成长条状，可以进入管道。

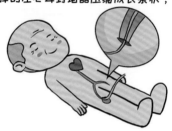

② 通过管道送入压缩的封堵器到达左心耳，精确定位后将封堵器释放出来，封堵器送出管道即自动撑开，恢复原有的模样，将左心耳"填塞"，使其没有血液进入，无法形成血栓。

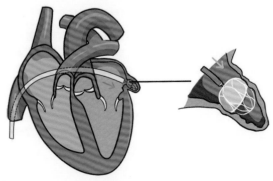

⑧ 左心耳封堵术的效果怎么样？

　　术后经过 4 ~ 8 周的恢复，封堵器完全被组织包裹，就将左心耳与左心房完成分隔，隔绝心耳内血栓的形成和脱落，完成封堵。不需要长期服用华法林等抗凝药物。

　　目前在技术成熟的心脏中心，左心耳封堵术的成功率高达98.5%，安全性达97.7%，预防血栓栓塞的有效率达98.9%。

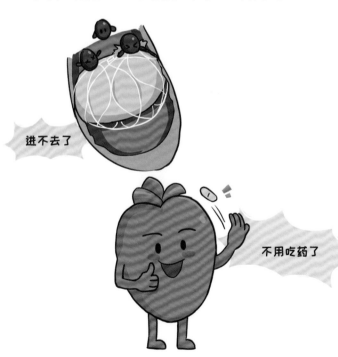

进不去了

不用吃药了

⑨ 左心耳封堵术后
注意事项

内皮细胞完全覆盖左心耳封堵器至少需要 4~6 周，术后 45 天内，请依医嘱确定是否继续进行抗凝药物治疗。在手术后第 45 天，医师将再次行超声心动图或 CT 血管成像（CTA）来确认左心耳封堵器已完全被包裹。此后，医师将根据检查结果调整患者的抗凝治疗。

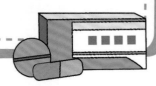

⑩ 左心耳封堵术的患者故事

4 年前患者受凉后心前区出现持续疼痛、大汗淋漓，子女赶紧将患者送至医院急诊，医师立即判断是急性心肌梗死，紧急在血管狭窄处植入支架 1 枚。医师诊断为：①冠状动脉粥样硬化性心脏病；②心肌梗死；③高胆固醇血症；④心房颤动；⑤高血压；⑥糖尿病。

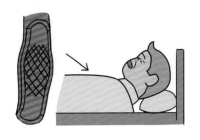

术后在原先抗凝药物基础上加用了阿司匹林、氯吡格雷双联抗血小板，降血压、降血脂、降血糖治疗。

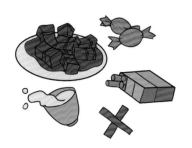

出院前医师向患者和家属交代病情，并且强调了此次心肌梗死与患者不良饮食习惯以及高血压、高血糖都有莫大的关系，出院后应按时服药，严格规范生活方式，戒烟、戒酒，清淡饮食。但是患者出院后很快出现了出血性脑梗死，于是医师建议停用抗凝药物。

此时患者已经发生了2次脑梗死，做了2次心脏手术和1次下肢动脉的取栓术，肢体和语言功能较差，因为多次住院已饱受折磨，且一旦停用抗凝药物后心房内还有可能长血栓，再次脑梗死的风险很高，得知这一现状的家属陷入了深深的绝望。于是家属开始四处求医，偶然得知目前有一种手术叫左心耳封堵术，不必开胸、不用吃抗凝药物的同时

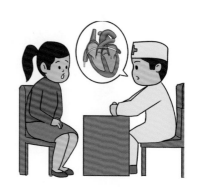

还能避免栓塞的发生，但是只有屈指可数的几家医院可以做，家属随即决定去咨询专家意见，希望能够抓住这根"救命稻草"。

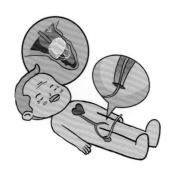

来到大医院，医师对家属进行了科普，因为心房颤动患者心房内血栓90%以上都来自左心耳，左心耳封堵术是一种介入手术，从股静脉放入一个盖子或塞子样的装置将整个左心耳堵住，这样左心耳的血栓问题就不存在了，术后也无须长期口服抗凝药物，患者目前情况来看符合手术适应证，只需要再排除心腔内血栓等其他手术并发症就可以接受手术治疗。

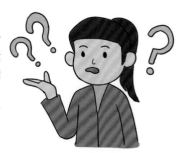

听到这一消息的家属眼中终于升起了希望的光芒。经过几天的住院检查后，在手术前谈话签字时，家属满怀担忧地问出了一连串心中的疑惑：手术的成功率高吗？术后会对心脏有什么影响？还有再栓塞的可能吗？

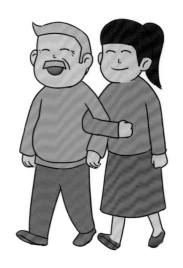

医师表示：目前这一手术成功率在 95% 以上，心脏的主要功能是回抽全身静脉的血液并泵入动脉，左心耳在心脏工作中起的作用主要是储血以及内分泌调节体液容量的作用，封堵成功后可以完全避免左心耳的血栓形成，却不能避免其他地方的血栓引起栓塞，但是一方面这种情况的发生率极低，另一方面患者通过药物治疗脑卒中的发生率很高，手术目前带来的收益是非常大的，术后严格遵医嘱服药治疗、改善生活方式、规律复查再栓塞风险是极低的。家属听完医师的耐心讲解后立刻表示愿意接受手术，意料之中手术非常成功。患者出院后规律复查，没有再出现胃肠道及周围血管出血以及血栓栓塞情况。

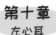

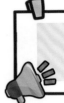

⑪ 左心耳封堵术的
常见问题答疑

什么情况下需要做左心耳封堵术？

抗凝治疗高出血风险和器官高危栓塞风险的心房颤动患者、抗凝药物不耐受的心房颤动患者、口服华法林国际标准化比值（INR）巨大波动、不愿意口服抗凝药物治疗的心房颤动患者可以选择左心耳封堵术。

左心耳封堵术的风险有哪些？安全吗？

左心耳封堵术的主要风险是心脏压塞、残余漏和封堵器脱落；并发症的发生率很低，医师在手术前会有并发症的预防方案和出现并发症的补救方案。

左心耳封堵术后还需要吃药吗？

内皮细胞完全覆盖左心耳封堵器至少需要 4 ~ 6 周，一般在术后 45 天内按医嘱确定是否继续进行抗凝药物治疗。同时术后需短期服用抗血小板药物，一般为 3 ~ 6 个月。

左心耳封堵术后，还需要治疗心房颤动吗？

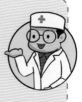

左心耳封堵术的治疗作用是防止左心房血栓形成导致的重要器官栓塞，不能转复心房颤动为窦性心律，也不能预防心房颤动导致的心力衰竭和二、三尖瓣关闭不全，所以左心耳封堵术可以替代心房颤动最重要的抗凝治疗，不能替代其他治疗方案。

左心耳封堵以后就没有左心耳功能了，对心脏有影响吗？

左心耳的主要功能是调节左心房血流和内分泌作用，心房颤动后，调节左心房血流的作用十分有限，封堵后，对心脏功能影响很小。同时，左心耳封堵术不影响其内分泌作用。